Was immer du tun kannst oder träumst es zu können,-
fang damit an!
Man hat Genie, Kraft und Zauber in sich.

Johann Wolfgang von Goethe

Vorwort

Alles wirklich Wertvolle entsteht aus der Liebe und kommt somit von innen heraus

Ich bedanke mich bei all meinen Schülerinnen und Schülern, die mich bei meiner Arbeit und Tätigkeit und Entwicklung zum Tai Qi Gong – Meister und Kung Fu-Lehrer motivierend und bestärkend begleitet haben. Ich danke insbesondere meiner äußerst charmanten Qi Gong-Meisterin und Seelenfreundin Jutta Steinbock, die mir bei der Erstellung dieses Buches von Anbeginn zur Seite stand. Ebenso gilt mein großer Dank meiner Familie -meiner überaus weisen Mutter, meinem mich fordernden Vater und meinen Kindern Noran, Selyan und Tarik, vor allem meinem ersten kleinen wunderbaren Bruder Eren, der mir hierbei als Lektor und Korrektor hilfreich zu Seite stand, Dank auch an meinen mich in den 70er Jahren entdeckten und fördernden Großväterlichen Meister Karl Christian Korn, sowie meinen mich vom Ursprung her beeinflussten Ahnen und natürlich allen, die an mich geglaubt haben und immer noch glauben.

Das ist zunächst ein seltsames, nicht alltägliches Buch geworden, obwohl es vom ursprünglichen Inhalt her etwas mit der Bewältigung des Alltages zu tun hat, nur eben aus einer etwas anderen Sicht heraus, und die besondere, Elan gebende und zum Handeln anregende und
den Geist erweiternde Wirkung dieser sehr dichten Lektüre zeigt sich zunächst schleichend, im Nachhinein nach dem konzentrierten Lesen im eigenen gelebten Alltag in Form von entstehenden AHA - Erkenntnissen – um in den Genuss dieser Erfahrung zu kommen, wünsche ich dem wohlwollend geneigten Leser die vorab nötige Muße, die unaufdringlich eingestellte Zeitlosigkeit und eine geistig freundschaftlich offene Kontaktaufnahme zu den weiteren Inhalten dieses ersten Buches aus der 3 teiligen Empfinde und Sei-Reihe.

Eddy Oglu
Im Oktober 2014

Rein logisches Denken verschafft uns keine Erkenntnis
über die wirkliche Welt:
Alle Erkenntnis der Wirklichkeit beginnt mit der
Erfahrung und endet mit ihr.
Alle Aussagen, zu denen man auf rein logischem Wege
kommt, sind, was die Realität angeht, vollkommen leer.

Albert Einstein

Zur Beachtung: dieses Buch für die Außenwelt ist ein sehr
meditatives Buch innerweltlichen Ursprunges und verlangt
zum Lesen eben diese meditative und tiefe sinnliche nicht-
rationale Grundeinstellung, damit sich die innerweltlichen
Formulierungen auf Geist und Seele im innerweltlichen
Sinne auswirken können.

Eddy Oglu

Die Entstehung der Inneren Nichtwelt

Wie aus dem Nichts entstand mit einem unhörbaren Knall die
innere Nichtwelt; eine Welt des Inneren, in der die gefühlte Lebenszeit rascher verging als zur parallelen Gleichzeit in der uns
bekannten Außenwelt; die Schwingungen dieses unhörbaren
Knalles, die jegliche lebende Materie zu durchdringen imstande
waren und die Sinne verdrängend betäubten, trugen mich hin-
über in diese neuentstandene, traumhaft lebendige und farben-
frohe innere Nichtwelt

Jahre, die unmerklich schnell in der inneren Nichtwelt vergingen,
waren in der realrationalen Außenwelt kärgliche Tage; zudem
glaubten die Nichtweltlichen Menschenwesen auch daran, dass
jegliche Materie eine dem Licht zugewandte Seele und einen
universellen Geist besaß und beständig den Kontakt zu den
Nichtweltlichen Menschenwesen suchte, um eine symbiotische
Verbindung der Einheit mit ihnen eingehen zu können.

Ich war ein gefühltes halbes Leben lang als der die Gemeinschaft des Tales der Gemeinde der inneren Nichtweltlichen führende ehrwürdige Großmeister Og-lu lenkender Teil dieser inneren Nichtwelt, während zwischenzeitlich für mein Schattenbild in
der gegenwärtigen rationellen Außenwelt als ehemaliger Grieche
mit neu erworbener deutscher Staatszugehörigkeit und einge-
deutschtem Namen Eddy Oglu in dieser Lebenszeitspanne lediglich etwas mehr als 20Tage vergingen.

Aufgrund eines schicksalhaften himmlischen Befehls wurde ich
mit meiner mich seit jeher begleitenden Nichtweltlichen Seelenfreundin und ehrenwerten Qi Gong – Meisterin Ju-ta-Ha zu einer
sehr speziellen Mission aus der inneren Nichtwelt zurück für die
Außenwelt beauftragt und somit aus der Licht strahlenden inneren Nichtwelt in die eher sonnenleere, von einer nüchtern-trüben

Ratio geprägten Außenwelt versetzt, in der ich nach meiner An-
kunft als kreativ farbenfroh – fantasievoller, emotional handeln-
der Gefühls – Mensch zunächst ein unerquickliches gehandicap-
tes Schattendasein als Halbseitengelähmter zu führen verdammt
war.

Durch diese tragische Heimsuchung - den die Nichtweltlichen als
Flügelschlag eines zornigen Engels bezeichneten- fand ich mich
somit als Außenweltlicher Eddy Oglu wieder, der als Sozialarbei-
ter in seiner nunmehr Heimat gewordenen Stadt Gifhorn in der
ersten großen berufsbildenden Schule tätig war und nebenbei als
Kung Fu Meister und Lehrer für elementares Tai Chi mit seiner
charmanten außenweltlichen Seelenfreundin sowie Qi Gong
Lehrerin Jutta Steinbock an energetisch ausgesuchten Orten,
wie an der Nordsee in Cuxhaven oder am Meer in der Türkei
sowie auf Nordzypern, Kurse in Tai Qi Gong zum Empfinden und
Sein anbot, durch eine fast tödlich verlaufende Hirnblutung aus
dem großartig selbständigen inneren Leben der Nichtweltlichen
herausgerissen und als Sendbote mit einer besonderen Mission
beauftragt, in die Außenwelt als halbseitengelähmter zu einem
unselbständigen Leben in die sorgende Obhut meiner Außenweltlichen Eltern verbannt. Seit dem Schlaganfall sind nach der
nichtweltlichen Zeitrechnung etwa 300 Jahre vergangen, und
gerade diese Zeit scheint ein Stichtag für meine außenweltliche
Erinnerung an meine innere nichtweltliche Lebenszeit zu sein;
beginne ich mich doch Phasenweise an bruchstückhafte Erlebnisse aus dieser inneren Welt in meiner Funktion als Sprecher
der Gemeinde des Tales der Nichtweltlichen und als oberster
ehrwürdiger Großmeister Og-lu

zu erinnern:

Der Weg des Empfindens und Seins

Es gibt nicht *den* Weg,

ultimativ, einzig richtig und gradlinig,
der den nach Lebenssinn und spiritueller Erfüllung suchenden und forschenden Menschen aus dem trüben Nebel der
Alltagsbewältigung heraus führt.

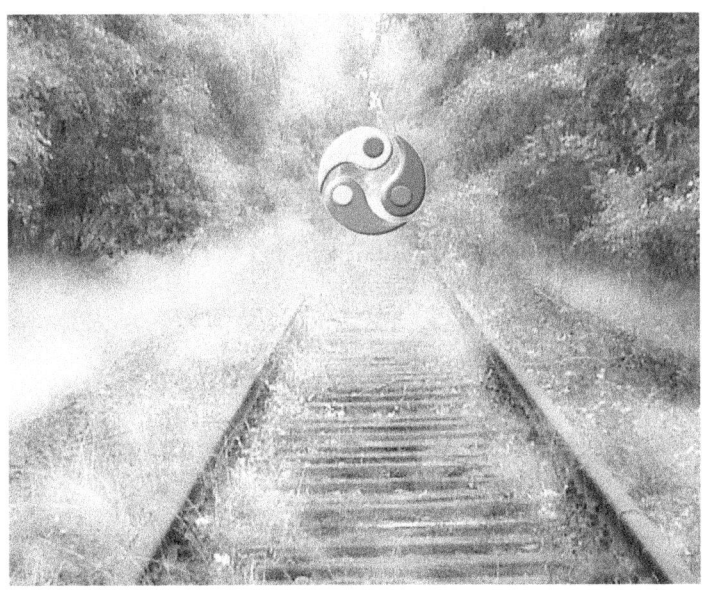

Wege daraus gibt es viele.
Du solltest dich lediglich mit Körper, Geist und Seele für
einen Weg entscheiden.

Ein Buch für alle, die
sich entschieden haben,
Für die, die ihren Kör-
per achtsam leben las-
sen
Den Geist wachsam
halten;
Der Seele Raum zur
Entfaltung geben

Einführung in die Chroniken der Innenwelt

Der Ehrwürdige und die Ehrenwerte möchten festgehalten haben, dass:
Wir praktizieren und unterrichten schon seit vielen
Jahren Qi Gong und Tai Chi.
Aufgrund der Erfahrungen und der eigenen persön-
lichen Entwicklung entstand der Wunsch, ein meditatives Buch aus der inneren Nichtwelt für die
Außenwelt in Form einer nichtweltlichen Chronik
zu schreiben.

In diesem Buch sollte es prinzipiell nicht um in der Außenwelt allseits bekannte erste praktische Grundlagen und Einführungen oder philosophische Grundsätze des innenweltlichen Tai Qi Gong gehen.

Es gibt Augenblicke in der Praxis, die sind einmalig, großartig, unvergesslich und nachhaltig.
Sie sollten festgehalten werden.
Ebenso Gedanken, die nur einmal gedacht werden und leider viel zu oft in das Unterbewusstsein wandern, sollten niedergeschrieben werden.
Es soll kein Schreiben sein, sondern ein sich mitteilen wollen.

Jutta Steinbock 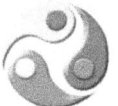 Eddy Oglu

Im außenweltlichen Jahre   2014

Es gibt Augenblicke, die in ihrer Einmaligkeit, womöglich mit ihrer Intensität all unsere Sinne berühren.

Wegen ihrer Großartigkeit sind sie unvergesslich und bringen unsere Gedanken in Schwingungen und wirken lange nach.

Diese Schwingen bringen manchmal
Gedanken, die nur einmal gedacht werden.
Dennoch sind sie es wert, überdacht und nur sorgsam in Klarheit abgelegt zu werden, um nicht in
der Weite des Unterbewusstseins verloren
zu gehen.

Denn derartig verlorene kleine Gedankenkinder
möchten sich mit ausdrücklicher Immens nach außen verwirklichen, um groß werdend unerwartet
aus dem Unterbewusstsein wieder zum Vorschein
zu kommen.

Es ist das Resümee von Erfahrungen, die man als
interessierter Lernender und meisterlich Lehrender
gemacht hat.

Qi Gong und Tai Chi sind Kostbarkeiten. Man sollte sie nicht nur schätzen, sondern auch weiterge-
ben. Diese Kostbarkeiten gilt es zu teilen.

Wir zeigen und sprechen über der inneren Nichtwelt entnommene neue Formen und neue Bewe-
gungsabläufe, um den in der Außenwelt vorhandenen oder bekannten Formen eine neue sinnliche
Sichtweise zu offenbaren. Unsere in der Außenwelt
erfahrenen Erkenntnisse möchten in innerweltliche
tiefere Erlebniswelten des Tai Chi und Qi Gong
einladen. Hier werden die aktiven freien Gedanken
gebündelt und in eine konzentrierte Form gebracht,
die den Formen eine zusätzliche, sinnlich intensive
Dimension der Visualisierung ermöglichen, die die
ursprünglichen Wurzeln dieses Lebens greifbar
werden lassen und von der Unterstufe des rationellen Denkens in die Oberstufe des Empfindens und
Seins führen.
Empfinde und Sei.

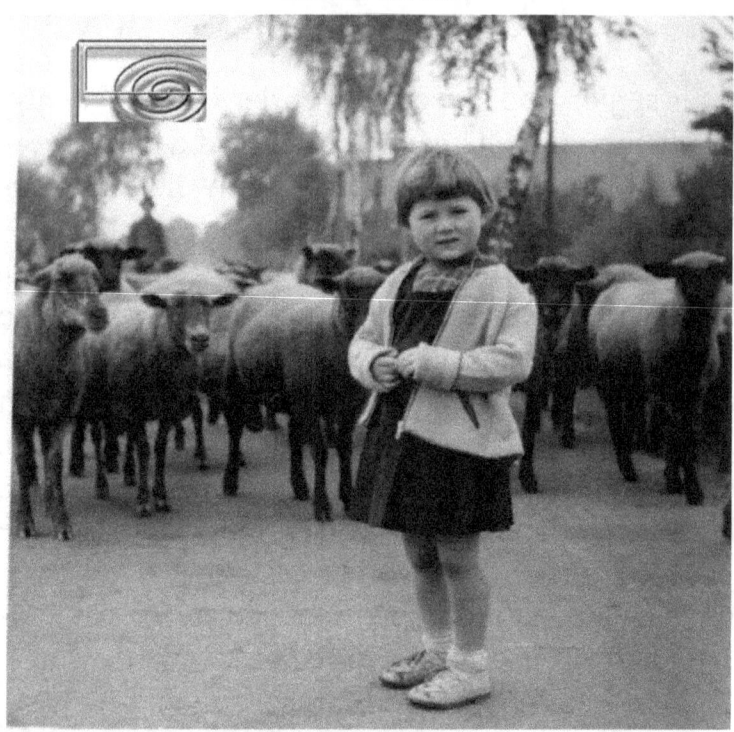

Jutta Steinbock Qi Gong Meisterin
Physiotherapeutin, Qualifikation in proprioceptiver neuromuskulärer
Facilitation (PNF) in Californien, Tuina Therapeutin,
Qi Gong Absolventin bei Meister Li, Zhi Chang, München

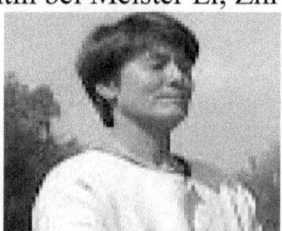

Jutta-Leni-Maria Emmi-Thea Lotte Steinbock, Tochter eines Friseur-
meisters, wuchs in Hannover auf. Sie war ein Stadtkind. Durch ihren
Vater, der selbst passionierter Jäger war und sie mit auf die Pirsch
nahm, kam sie sehr früh mit der Natur in Berührung.

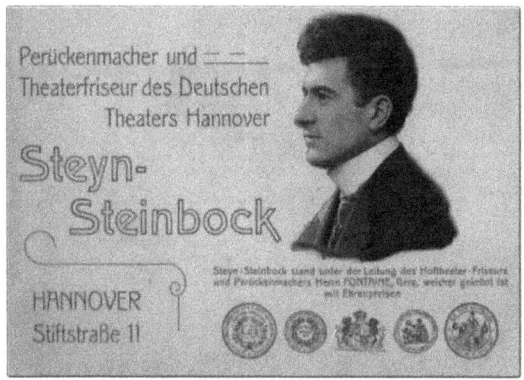

Durch ihn lernte sie auf selbstverständliche Weise die Geheimnisse der Natur zu würdigen und zu respektieren.

Durch das nötige Stillsein im Wald, begleitet durch Flüstern und leisem Schritt, erkannte sie schon damals, dass in der Stille viel mehr zu sehen möglich ist.
Bedingt durch eine schwere Form der Neurodermitis, an der sie seit ihrem dritten Lebensmonat litt, kam sie nach vielen Therapieversuchen, diese Hauterkrankung zu lindern, zum Stillen Qi Gong nach der Familienlehre Li bei Meister Zhi Chang Li in München
Sie lebte und handelte nach diesem uralten chinesischen Prinzip und erfuhr die positive Wirkung auf Körper und Geist.
Heute kann sie sagen, dass sie durch das kontinuierliche Üben des Stillen Qi Gong die Neurodermitis bis auf die Veranlagung überwunden hat. Darüber hinaus sieht sie Qi Gong auch als eine Möglichkeit, höflicher und verständnisvoller miteinander umzugehen an.

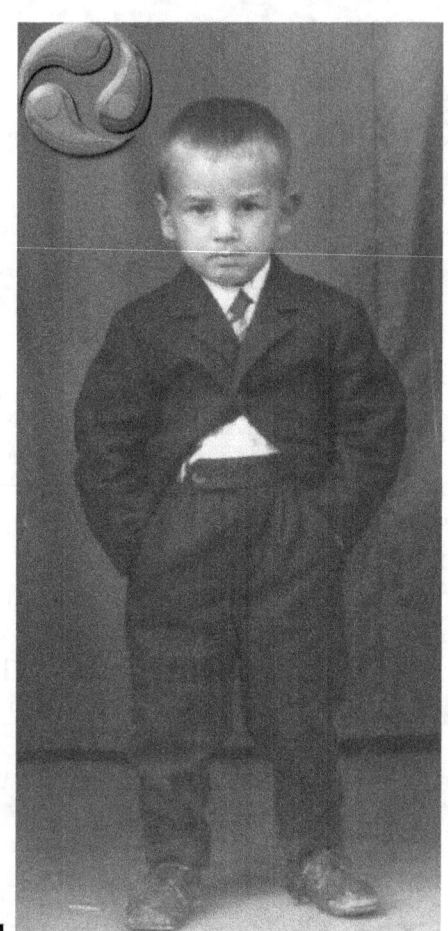

Eddy Oglu

Kung Fu Meister,
Lehrer für Selbstverteidigung und Meditation
Begründer des Elementaren Tai Chi

Eddy Oglu

wurde 1963 in Griechenland als Muslim in eine griechisch-türkische Mischkultur hinein geboren. Bis zum 5. Lebensjahr wuchs er in Lefkopetra in einem kleinen überschaubaren Dorf bei Xanthi mit seinen Großeltern, zwei Hunden, sieben Katzen, 12 Hausziegen und vielen Hühnern und einigen Kühen auf, wobei einer der Hunde, ein Neufundländer mit schwarzem Fell, Arab der Große, sein Freund und Beschützer war.

Mit Arab entdeckte der kleine Eddy die Schönheit zur Nähe der Natur in ihrem Zusammenspiel mit den natürlichen Lebewesen, die Berge, die zum Klettern einluden, die Täler mit ihren Pflanzen und den Wiesen, in denen auf freundschaftliche Weise die kleinsten Tierwesen beobachtet werden konnten. Arab und Eddy erforschten die beruhigenden, von Griechenlands Sonne erwärmten und hell durchleuchteten fließenden Gewässer, die nötigenfalls den Durst stillten und ebenso auch die stillen Teiche, die den Körper erfrischten. Wobei Arab Eddys stiller Führer und treuer Begleiter war. Als Eddy aus dieser natürlichen Idylle von seinen Eltern herausgenommen wurde, um mit ihnen in Deutschland zu leben, hatte Arab keine Aufgabe mehr und verlor seinen kleinen Freund und Schützling. Voller Kummer und Gram seinen kleinen Begleiter suchend, soll er innerhalb eines Jahres verstorben sein. Eddy besuchte seitdem nie wieder seinen Geburtsort, der ihm eine wunderschöne Kindheit gegeben und mit Arab dem Großen ein Gefühl für vertrauensvoll behütende Freundschaft und Liebe in stiller natürlicher Harmonie vermittelt hatte. Die Augenblicke der

Schönheit der lebendigen Natur in dieser erlebten stillen Eintracht mit Arab wollten in seiner Seele verankert bleiben. Für Eddy gab es keinen entscheidenden Grund mehr, physisch in die reale Welt der Erinnerung und entwachsenen Vergangenheit zurückkehren zu müssen.

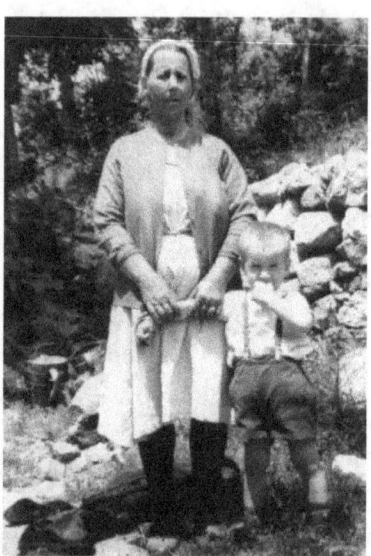

Eddys Oma glaubte an übersinnliche Phänomene und Kräfte und beschäftigte sich mit Heilritualen. Sie hatte mongolische Vorfahren und wurde bei bester Gesundheit 95 Jahre alt. Im tiefen Aberglauben verbunden, verstärkte sie Eddys kindliche magische Phase mit eindrücklich sinnerfüllenden Geschichten, die Moral und Werte predigten. Sie war es, die in Eddy mit ihren mystischen Gebeten und dem Glauben an außergewöhnliche Kräfte und Zustände eine Ader für das höhere Empfinden und Glauben öffnete.

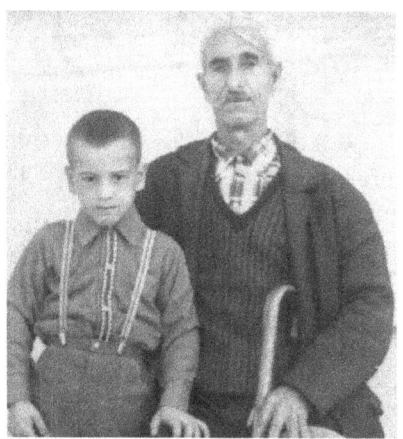

Eddys Opa, ein großer stattlicher Mann, brachte ihm die Kunst des Erzählens bei.

Im Wirken auf Eddys ganzheitlicher Entwicklung für Körper, Geist und Seele kam in Deutschland als vierte Komponente der sich scherzhaft als Kuhdoktor bezeichnende Heilpraktiker und mit dem Schwerpunkt auf Irisdiagnostik spezialisierte bayrische Ersatzopa Karl C. Korn hinzu, der dem etwa 8jährigen Eddy erste elementare Tai Chi Übungen vorstellte, die seinen Geist und Körper auf vertraute Art in Stille und Harmonie berührten und in seiner Seele die Leidenschaft für Bewegungsausdruck für sich in Liebe und Fürsorge in sich selbst entwickeln ließen. Durch den charismatischen und besonders philosophisch bewanderten und weltgewandten Herrn Korn bekam der äußerst neugierige Eddy während seiner unorthodoxen Tai Chi Ausbildung Zugang zu wichtigen Persönlichkeiten der Philosophie und der Schriftstellerei. Herr Korn - selbst ursprünglich bayerischen Ursprungs - pflegte während seinen Unterweisungen in seiner kleinen Wohnung oft bayrische Volksmusik laufen zu lassen und bei jeder sich bietenden Gelegenheit auch Albert Einstein oder Albert Schweitzer sowie auch Rudolf Steiner zu zitieren und weckte somit Eddys magisch – philosophisches Interesse für diese Menschen, und so war es weiter nicht verwunderlich, dass Eddys Lieblingszitat „Fantasie ist wichtiger als Wissen" von Albert Einstein war. „Fantasie" wurde zu einem einen besonderen Zauber beinhaltenden Wort für Eddy, und Fantasie, davon besaß er als ein die Kindheit in einer griechischen, die Fantasie fördernden Zauberwelt aufgewachsener junger Mensch reichlich, was nun während seiner Grundschulzeit in Deutschland nicht unbedingt als vorteilhaft förderungswürdig angesehen, sondern von den Eddy mehr oder weniger betreuenden Klassenlehrern eher als hinderliches Manko beurteilt wurde. „Ihr Sohn hat zu viel Fantasie", wurde von einer Klassenlehrerin den überraschten Eltern Eddys an einem ihrer ersten Schulelternabende über den sich im dritten Schuljahr befindlichen Eddy mitgeteilt, und für die ahnungslosen Gastarbeitereltern Eddys musste sich diese Feststellung wie eine Schul- und Lebensversagensmitteilung angehört haben - kamen sie doch anschließend nach dem Elternabend Kopfschüttelnd zu Eddy und tischten ihm vorwurfsvoll brühwarm auf: „Deine Klassenlehrerin hat gesagt, du hast zu viel Fantasie." Letztendlich wussten dann aber alle nichts Handlung anregendes mit dieser Aussage anzufangen, und so erweiterte Eddy mit anhaltender Hilfestellung von Herrn Korn weiterhin die Grenzen seiner Fantasiewelt mit Albert Einstein, Albert Schweitzer und neuerdings dann zwangsläufig durch die asiatischen Tai Chi Lehren angeregt, zusätzlich um einen chinesischen Philosophen mehr:

Buddha; alles was Buddha gesagt haben sollte, hörte sich
für Eddy auf jeden Fall besser an, als die proletarisch
dumpfbackenen Aussagen vom damaligen mediagenerier-
ten „Buddha" des Westens, Bud Spencer und seinem Kom-
pagnon Terence Hill - der als rechte Hand Gottes in den
actionballastigen Kinos des Westens der 70er Jahre Furore
machte. Gewappnet mit einem schier unendlichen Gedächt-
nis und mit allerlei Weisheiten Buddhas, wurde Eddy ab
dem vierten Schuljahr schnell zum wandelnden Buddha-
Lexikon und erfreute seine Schulkameradenschaften mit
passenden Buddha - Zitaten für jede Alltagssituation. Sprüche wie: „Eddy haste mal einen neuen Spruch für mich?"
verschiedenster Klassenkameraden waren keine Seltenheit,
und so manchem pubertären Schulfreund half Eddy auch
bei dessen Schwierigkeiten beim Aufsetzen eines Liebes-
bekundungsschreibens an die erste schüchtern geliebte
weibliche Person, weil sich auch schnell herumgesprochen
hatte, dass Eddy ebenso hierfür die   Seele eines Mädchens
berührende, pointierte Amour fou Sprüche bereit hatte.
Trotz dieser erfüllend fordernden Alltagserlebnisse kam
aber ebenso für Eddy die schöne Schulzeit irgendwann zum
Ende, und als in der fünften Klasse in der Schulform der
Orientierungsstufe mit dem überaus „fantasievollen" - na
sowas! - Weltenentdecker Namen Christoph-Columbus-
Schule, die Eddy als erste Generation der Orientierungsstu-
fenschüler   besuchte,   eine   Selbstverteidigungs-
Arbeitsgemeinschaft eingerichtet wurde, und er mit seinen
elementaren Tai Chi Selbstverteidigungskenntnissen   in
diese Gruppe hinzukam, wurden die dortigen Lehrkräfte
und nebenamtlichen Übungsleiter für Jiu-Jitsu   aufgrund
seiner offensichtlichen überragenden Körperbeherrschung
und   seinem   beträchtlichen   Selbstverteidigungswissen,

"wenn du gezogen wirst, dann schubse... wenn du geschubst wirst, dann ziehe...", schnell auf ihn aufmerksam, und kurzerhand begann er dann sogleich, einfühlsam den Lehrern bei der Vermittlung der Techniken zu assistieren, was dann soweit ging, dass Eddy von teilnehmenden Schülerinnen und Schülern sogar in seiner Freizeit angesprochen wurde, diese seine besondere Kunst des Tai Chi in privaten Gruppen weiter zu vermitteln, während er parallel noch weiter in die Lehre des „Tat Jee Dow" bei Herrn Korn ging. Erst viele Jahre später sollte Eddy klar werden, dass, bedingt durch sein frühes Alter und dem bayrischen Dialekt Herrn Korns, zunächst ein grundlegender Verständnisfehler bei ihm entstanden war; auf die damalige Frage Eddys an Herrn Korn, was denn dies für eine besondere, trickreiche Bewegungskunst sei, antwortete Herr Korn damals mit seinem bayrischen Akzent schnell und lapidar „das ist die Kunst des Tai Chi Dao", und nach mehrmaligem wiederholen dieses Wortes in Eddys Kopf, entstand aus dem Tai Chi Dao das neue Kunstwort „Tat Jee Dow".

Als eine gute Gelegenheit und eine öffentlich werbewirksame Plattform für Eddys elementares Tai Chi bot sich das von der Stadt Gifhorn noch ziemlich im Aufbau befindliche Jugendamt mit ihrer Stadtjugendpflege an, die gerade dabei war, eine Sportgruppe mit offenen Sportangeboten für orientierungslose Jugendliche anbieten zu wollen. Durch Mundpropaganda wurde Eddy für diese offene Sportgruppe als Übungsleiter für Kung Fu-Selbstverteidigung und Tai Chi auf Honorarbasis vorgeschlagen und schließlich mit seiner Zustimmung als Honorarkraft für Sport in den Fachbereich Jugendpflege angenommen. Diese Wahl der Stadtjugendpflege stellte sich alsbald als ein Glücksgriff für beide Parteien heraus; die offene Sportgruppe der Stadtju-

gendpflege unter Eddys Leitung lief hervorragend und wurde aufgrund der von Eddy unterhaltsam choreographierten
Werbevorführungen zu einem großen Werbeträger für das
Jugendamt für beispielhafte, gute Jugendarbeit, und die
offene Sportgruppe der Stadtjugendpflege mit Eddy Oglu
und seinem Kung Fu - Showteam war alsbald in Jeder-
manns Munde.

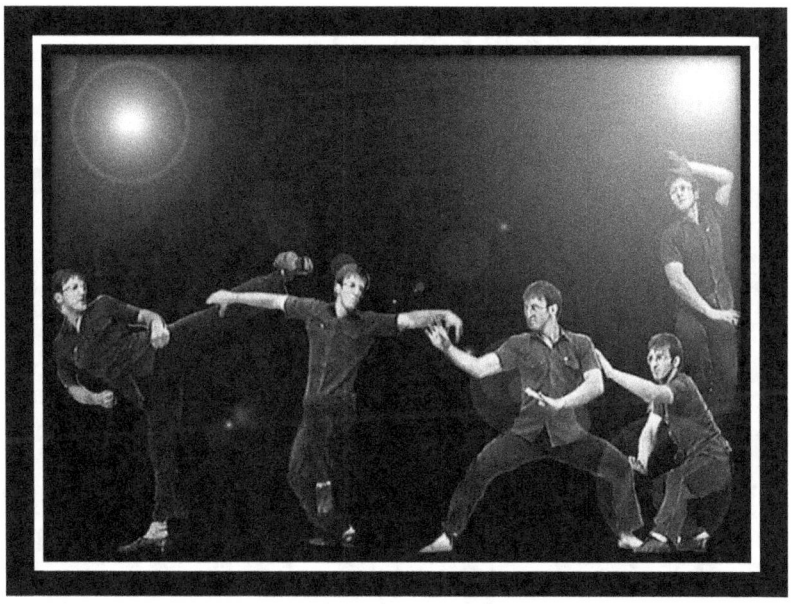

Eddy 1985 Vorführung Altstadtfest Gifhorn.1. Auftritt und
Vorstellung seines Oglu Kung Fu und elementaren Tai Chi

Natürlich musste sich Eddy mittlerweile auch Gedanken um seine berufliche Zukunft machen, und angeregt durch seine Mutter, die schon immer für sich den Traum, Kinderärztin werden zu wollen an Eddy weitergab, und wofür aber Eddys Schulabschlussnoten einen dementsprechenden beruflichen Weg nicht ebnen konnten, beschritt Eddy, weil er doch eine besonders starke Anziehung auf Kinder hatte, den Pfad des Kinderpflegers und besuchte zunächst eine Fachschule für Sozialpädagogik in Wolfsburg, in der er seine spätere Frau Katrin kennenlernte, die ihm dann die Zwillinge Noran und Selyan schenken sollte.

Nach dieser Ausbildungszeit stand dann die Gretchenfrage im weiten Raum: wohin mit einer schwangeren jungen Frau mit einer Erzieherin-Ausbildung und dem dazugehörigen jungen, fantasievollen Mann?

Es bot sich für Eddy eine Arbeitsgelegenheit in einem Kieler Jugendtreff für ausländische Jugendliche, in der ein türkischsprechender Mitarbeiter gesucht wurde, an. Eddy und seine junge Frau stellten sich also zunächst darauf ein, aus dem guten alten Gifhorn in eine für sie unbekannte fremde Großstadt wegziehen zu müssen, aber als sich bei der ersten Ultraschalluntersuchung bei einer bekannten Gifhorner Gynäkologin das Wunder der Zwillinge zeigte, war beiden klar, dass das Leben für eine junge Familie mit Zwillingen in einer fremden großstädtischen Umgebung ohne der Hilfe der Eltern und Verwandten problematisch sein würde. So wurde diese kleine Auswanderung mit dem Beschluss, in Gifhorn zu bleiben, verworfen, und Eddy konnte zunächst in einer Gifhorner Chemiefabrik, die von dem Vater eines Jugendfreundes geführt wurde, unterkommen, und somit war die Lebenshaltung der mittlerweile kleinen 5 köpfigen Familie sichergestellt. Das einzige Manko jedoch war, dass die zwei äußerst kleinen Zwillingsjungen zunächst eine erhebliche Zeit keine standesamtlichen Namen besaßen und einige Wochen ohne Vornamen lebten und nur Kaufmann I und Kaufmann II genannt wurden, weil sich Eddy und seine Katrin nicht auf passende Vornamen einigen konnten, und erst als die standesamtliche Verwaltung an die jungen Eltern ein forderndes Ultimatum stellte und sich Eddy daraufhin in der Gifhorner Bibliothek nach besonderen Namen aus dem asiatischen Raum umsah, wurden endlich auch beiden Elternteilen genehme Vornamen gefunden, und die Zwillingsbuben konnten nun regelgerecht beim Vornamen angesprochen werden; der Erstgeborene wurde als Noran Niklas in die standesamtlichen Bücher eingetragen, während der Zweitgeborene auf die Vornamen Selyan Michel hören sollte.

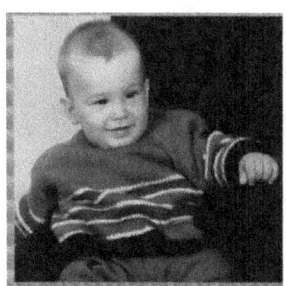 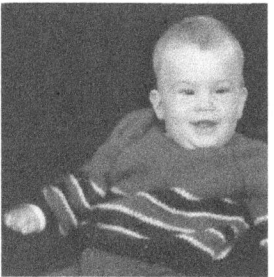 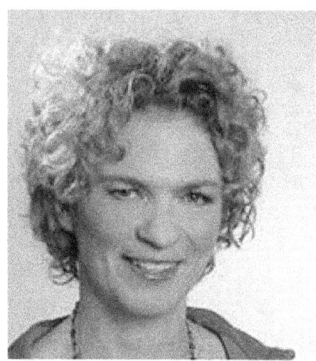

Noran Niklas-Tanzlehrer
Begründer der Showtanzgruppe
Special Delivery

Selyan Michel -
Gesundheitskaufmann-
Kampfkunstlehrer im
Tanzhaus Gifhorn

Katrin Kaufmann-
Erzieherin
Yogalehrerin BDY/EYU

Was sich zunächst zu einem klassischen migrationsproble-
matischen Drama zu entwickeln gedroht hatte, weil die Eltern von Eddy mit dessen Wahl, eine deutsche junge Frau
als Freundin zu haben, die er dann auch noch schwängerte!
nicht einverstanden waren, lösten sich alsbald nach bekannt
werden, dass es sich um Zwillinge handelte, alle befürchte-
ten Schwierigkeiten schlicht in Wohlgefallen auf, da Eddys
Mutter in dieser Eddys Geschichte eine schicksalshafte fa-
miliäre Entwicklung sah, weil ihr Vater sei ja auch ein
Zwilling gewesen und übrigens die äußerst agile und skan-
dalträchtige Tante Sophie in Griechenland hätte ja dreimal
Zwillinge auf die Welt gebracht- also das wäre Schicksal,
„und da könne man sich dem nicht entgegenstellen, was,
Ahmet?" pflegte sie dann in ihrer keinen Widerspruch dul-
denden, dominanten Art den vermeintlichen Herrn des
Hauses, ihren Mann Ahmet, zu fragen, und dieser konnte
nur resignierend den hängenden Kopf wie ein Dromedar
bestätigend auf und ab schwingen. „Eddy wird schon selber
wissen was er tut. Er ist jetzt selber eigenverantwortlicher
Vater und auch alt genug, um zu wissen, was zu tun ist, ich
kann mich jetzt nicht mehr einmischen." stand für ihn fest.
Tatsächlich mischten sich Eddys Eltern als eigentliche grie-
chische Moslems in keinster Weise in die Belange von Eddys kleiner Familie ein. Besonders Eddys Mutter war nach
und nach von den Qualitäten der deutschen jungen Katrin
Mutter, die Eddy auserwählt hatte, sehr angetan, und Katrin
wurde alsbald zu ihrer kleinen Tochter emporgehoben. „Ah
mein Töchterchen…auf sie lass ich nichts kommen", pflegte sie meistens inmitten großer Gesellschaften ihren Stolz
zu verkünden, um im selben Atemzug auch ihre vorteilhaf-
ten deutschen Vorzüge gegenüber einer eventuellen mos-

lemischen Schwiegertochter, die sie sie sich ja so ge-
wünscht hatten, hervorzuheben.

Natürlich war Eddy über diese Entwicklung sehr froh,
wusste er doch, dass eine solche eheliche Konstellation,
insbesondere in dieser Form von gemischter Ehe, nicht
sonderlich leicht für alle Beteiligten sein kann, aber er vertraute da dem kindlichen Gemüt seiner Eltern und den außergewöhnlichen Menschlichen Vorzügen seiner jungen
und lebenslustigen und überaus klugen Katrin

Doch wie das Leben nun so zu spielen aufgelegt ist, hielt
diese Ehe trotz Eddys großer, seiner geliebten Katrin entge-
gengebrachten, Liebe aufgrund verschiedenster widriger
Konstellationen gerade mal gute 22 bewegte, erinnerungs-
würdige und erfüllte Jahre, und wegen ihrer anhaltenden
zutraulichen Grundbasis wurde die Ehe schließlich ohne
einen zermürbenden Rosenkrieg und negativen Folgen ein-
vernehmlich mit Katrins bemerkenswerten Abschlusswor-
ten: „Es hätte ja klappen können…“ für beide Parteien vorteilhaft – wenn man es in dieser Situation so sagen kann –
geschieden, und Eddy zog mit seinem vier Jahre nach den
Zwillingen geborenen dritten Sohn Tarik–Merlin in eine
kleine Gifhorner Genossenschaftswohnung, die er im Laufe
der Jahre wohnlich nach seinem Faible für asiatische
Wohnkultur entsprechend einrichtete und es sich mit einer
jugendbekannten Freundin Heike und eben dem überaus
eigenwilligen aber doch sehr Väterlich ausgerichteten Ta-
rik-Merlin gutgehen ließ, bis ihn der außenweltliche Schlag
traf und ihn ins Koma ziehend in die innere Nichtwelt trug
und dort ein gefühltes neues Leben von etwa dreißig Jahren
erleben ließ.

Übersicht

Im Empfinden und Sein

(1.Bericht des Einen namenlosen Novizen)

Der ehrwürdige Meister Og-Lu demonstriert uns die Lehren vom Empfinden und Sein.

„Zu all erst,
vor Beginn jedwelcher Bewegung, stimmt euch ein.
Sucht die Aufrichtung. Nicht nur körperlich. Sucht die Auf-
richtung in euch. Im innerlichen. Findet ihr die Aufrichtung
in eurem inneren, wandelt sich sogleich der körperliche
Ausdruck. Der äußere Körper ist der Spiegel vom innerli-
chen Ausdruck. Mit dieser inneren Aufrichtung seid ihr
auch in der äußeren Aufrichtung. So seid ihr eingestimmt
und bereit für die Bewegung in den Raum."

Meister Og-Lu versenkt sich unscheinbar in die Knie. Sein Gesicht formt das leichte, vom Herzen getragene Lächeln. Wieder werden wir Schüler in Ehrfurcht Zeuge von Meister Og-Lu's Demonstration der Wandlung vom Empfinden der Einstimmung zum Sein in die Aufrichtung. Meister Og-Lu scheint vor unseren Augen zu wachsen. Geerdet, mit der Substanz eines in Jahrhunderten gewachsenen Berges, steht er zeitlos vor uns. Seine Arme heben sich mit dem Aufgang der Morgensonne und senken sich mit dem Abschied des Tages an den Abend.

Der ehrwürdige Meister Og-Lu deutet an;

„Die Lehre, um das Wissen von der Empfindung zum Sein,
versteht sich über das Erfahren durch das Tun."

Der ehrwürdige schenkt uns Junglernenden in Beständigkeit das Sehen zur Erfahrung der Lehre durch sein Vortun.

„Um in Bewegung voran zu kommen, bedarf es vorerst der
Wissenschaft der Unbewegung. Die Bewegung erwächst
aus der Unbewegung. Der fortführende und Ziel erstreben-
de Gedanke bildet sich im kleinsten aus dem Mittelpunkt
des Gedankenlosen. Aus dem Strom der Unbewegung her-
vor entsteht der Fluss der Bewegung. Dies ist der Funke
vor dem Blitz."

Wir Schüler stehen in Verständnis. Die Erfahrung erwartet unser Tun zum Begreifen. Wir bewegen uns hin zum Stillstand. Wir stehen Still. Die Stille verstehend führt uns die Erfahrung zum Sein in der Unbewegung. Hier fließt der Strom der Entstehung. Der Funke lässt nicht lange auf sich warten. Es blitzt.

Der ehrwürdige wandelt dazwischen unseren Reihen.

„Die Empfindung bedarf auf dem Hin zum Sein der Führung. Die Empfindung ist der Funke. Das Sein ist der Blitz. Die Führung ist die Erfahrung. Die Erfahrung bringt uns zum beständigen Tun. Es führt uns."

Als Junglernende werden wir des Sehens gewahr. Wir schließen die Augen. Es gibt noch viel mehr zu sehen. So sind wir im Verständnis. Funke über Funke. Blitz für Blitz werden wir erhellt. Wir werden zum Funken. Wir sind der Blitz.
(Ende des 1.Berichts des Einen namenlosen Novizen)

Im Frühling
(2.Bericht des Einen namenlosen Novizen zu seiner Aufnahmeprüfung)
Mit dem Erwachen der Erde aus dem Winterschlaf, räkelte sich mein Körper zum Ausleben in seine natürliche Bewegungsharmonie. Mein Geist streckte sich also mit dem Frühling, und meine Seele sollte sich im Sommer dehnen. Zum Herbst verwirken sich Körper, Geist und Seele zu einer uneigennützig vereinigten Einheit.

In diese Zeit des Lebenslaufes setzen die Dreieinigkeiten den kosmischen Samen zur Entscheidungsfindung des spirituellen Weges zum Empfinden und Sein. Der Winter gibt die nötige Verankerung zur Ruhe in den Übergang zum Sinn. Zum Frühling sollte der spirituelle Keim entschieden erwachen oder in seiner Unentschiedenheit bis zum nächsten Frühling im Räkeln, Strecken und Dehnen den Pfad des Empfindens und Seins neu überschlafen.

Dieser Frühling und mein Ich waren erneuert erwacht. Vor mir schlängelte sich der Pfad zum meisterlichen Empfinden und Sein. Diesen Pfad zur Weihung begeht vorerst ein jeder entschieden Erwachter zuletzt im meisterlichen Alleingang für sich. Alsbald gesellt sich dem Meisterpfad beschreitenden Erwachten die Begleitung der bestärkenden Erkenntnis des Sehenden. Der Erkenntnis voran geht die Kraft des Sehens. Dieser Pfad ist darauf ausgerichtet, dem entschieden Erwachten die Kräfte zur meisterlichen Erkenntnis des überragenden meisterhaften Sehens einzuverleiben.

Der nunmehr mit dem der Erkenntnis des Sehens einverleibte Erwachte wird am Ende dieses Pfades zur Weihung stehenbleiben und wartend zurückblicken müssen. Dann wird seinem äußeren Körper der innere Körper nachfolgen. Dieser Pfad wird nur in diesem Rückblick nicht nur mit dem äußeren Körper begangen worden sein. Dem äußeren Sehen dieses Weges wird, mit dem verbindenden Blick des inneren Auges, die natürliche universelle Ganzheit und dem davor zur Einheit stehenden Körper, Liebe, Leben und Wandel des Lebenslaufes in Erkenntnis gebracht werden.

Ein tiefer Atemzug vereinigte meinen stofflichen Körper mit dem Geistkörper. Mein äußeres Sehen verband sich mit dem inneren Sehen. Der rationelle Geist wurde vom Gefühl umarmt. Meine Seele lenkte den Körper gefühlvoll zum ersten Schritt in den Pfad der Weihung. Ein leichter, mein Gesicht freundlich einladend behauchender Wind begrüßte meinen ersten behutsamen Schritt des Wandelns. Dieser Wind sollte mein persönlicher Pfadfinder sein. Ich vernahm das sorgsame, meinen Körper zügelgleich lenkende Hin- und Herziehen des Windes zum hinführenden Beschreiten oder dessen forderndes Hinhalten zum Stand für notwendige Umsicht auf der Pfadstrecke. Meine Schritte wurden gleichsamst führend getragen und mein körperlicher Stand wohltuend gehalten. Ich hatte mit diesem verspielten Kind der Natur einen erfahrenen Begleiter, der mich meine Sinne öffnend und stärkend auf diesem Pfad der Weihung zum Empfinden und Sein in Natürlichkeit führte.

(Ende des 2. Berichts des Einen namenlosen Novizen zu seiner Aufnahmeprüfung)

Im Duft des Erkennens

(3. Bericht des Einen namenlosen Novizen zu seiner Aufnahmeprüfung)

Ich erspürte ein leichtes, neuartiges Empfinden in meinem sinnerfüllten Körper. Wenige Schritte war ich zu setzen imstande gewesen, bevor mich dieses unbekannte, neuartige Gefühl in meiner Zielstrebung auf dem Pfad der Weihung erst unmerklich und endlich sachte, Stück um Stück zu erfassen begann, sosehr, dass ich forschend innehielt und mich nachspürend in den Stand versetzte. Meine fokussierende Aufmerksamkeit richtete sich auf dieses neuartige Gefühl aus. Ich fühlte in mir und mehr darüber über das körperliche Dichte hinweg eine mit meinen angeborenen Sinnen nicht greifbare Weite, die sich erst in meinem Kopf und letztlich daraus um mich herum auszubreiten schien.

Eine Bambusreihe, um die sich mein Empfinden von nicht greifbarer Weite eingrenzend zu legen begann, wog sich vor mir mit dem leichten, kaum wahrnehmbaren Wind im Hin und Her. Die Bambusstäbe waren biegsam und weich. Aus ihrem Ursprung her besitzen wir Menschen gleichfalls diese Biegsamkeit und Weichheit. Wir sind alle der Erde zugehörig, wir entspringen ihr und sind ihre biegsamen und weichen Zöglinge. Biegsam, um nicht zu zerbrechen. Weich und nachgiebig, um nicht zu verhärten.

Meine Augen wanderten, im bewusstsamen Blick mit dem in Leichtigkeit willigen und nachfolgenden Körper, weiter an dem Bambushain entlang und fanden eine Wegstrecke später einen neuen, den Geist und die Seele fixierenden Fokus. Auf dieser Etappe des Pfades zeigte sich mir sodann, meinen kleinen Geist in Erstaunen und meine für Schönheit empfängliche Seele in Freude bringend, ein farbenprächtiges, das Gemüt verlockendes Rosenblumenbuschwerk, in einer mir bislang noch niemals begegneter Würde und Imposanz.

Die Rosen glänzten sicher eingebettet im schützenden Gehölz und gaben aus dieser ihrer Geborgenheit und Wärme heraus dem zugeneigten Betrachter, der ich geworden war, ihre betörend liebliche Rosengestalt im rosaroten Lichtschein anmutig mithin.

Meine Finger berührten mit ehrfürchtiger Geste behutsam die samtenen Rosenblätter, die sich darauf erwartend zu haben schienen und sich durch diese Berührung geehrt fühlend, milde und dankbar meine Hand zu umwickeln begannen, ohne dass ein die Rosen bewachender Dornenstachel seine Spitzen in meine Haut stach.

Das mir von der Rose entgegengebrachte Zutrauen verwandelte den unmittelbaren Atmosphärenkreis zwischen uns und forderte meine Sinnlichkeit zum Erwachen ein. Mein für die Empfindung von Weite erweckter Geist wurde vom Odeum des Rosenbuschwerks in die Wahrnehmung der Zwischensphären des Unbewussten getaucht.

Die Essenzen dieser Aromen zeigten mir, als Vertreter der Lebewesen dieser atmenden Welt, vor der Blume als Abgeordneter der Pflanzenwesen, die gemeinsam verbindende und naturgemäße, im Duft des Erkennens liegende ursprüngliche Abstammung des organischen und nichtorganischen aus dem Erdenkörper auf.

Wir gehörten in dieser und für diese Lebenswelt zusammen. Das Organische und das Nichtorganische waren die gemeinsamen Teile eines einheitlichen und notwendigen Ganzen. Aus dem Rosenblumenbuschwerk übertrug sich mit dessen urzeitlichem Duft der Verbundenheit eine mein neues Empfinden der Weite zusätzlich erweiternde Erkenntnis. Meine Ursprungsmitte, das Dantian, war, meine gesamte stoffliche und nichtstoffliche Präsenz durchflutend und eingestimmt durch die Übungen zur Bereitschaft des Öffnens zum Empfinden und Sein, mit den ersten, in achtsamer und in geistiger Erwartungslosigkeit gesetzten Schritten auf diesem Pfad der Weihung, in einen Gleichklang der Weltenschwingung versetzt worden.

Die Pflanzenwesen, die mit ihrem halborganischen Keim den Menschenwesen näher verbunden waren als dem gänzlich nichtorganischen, hatten sich zu keiner Zeit aus dem verbindenden Existenzkreislauf von der Mutter Erde entfernt. In Beständigkeit waren Sie in einem gleichmäßig harmonischen Schwingungsrhythmus mit den Essenzen der Erdenwelt vereinigt. Ihr halborganisches Sein konnte sich mit keiner Vorstellung aus dieser Verbindung trennen. Im höchsten Sein ist der Fluss des Empfindens überwunden. Das im Sein mit dem organischen und nichtorganischem in der Ewigkeit des Augenblicks ist, in der Entwicklung des noch in Begierde vergeistigt lebenden Menschen, die höchste Stufe der zur kosmischen Einheit führenden Evolution.

Der aus dem halborganischen bestehende Keim dieses außerordentlichen Rosenblumenbuschwerks hatte meine beginnende geistige Transformation erfasst. Ich war aus dem Bewusstsein und darüber hinaus gewandelt. Ich war im kosmischen Sein und erkannte mich als ein ursprüngliches Kind der Erdenmutter. Die

Rosen streckten sich mir weiterhin entgegen. Ihre weichen Rosenblätter streichelten meine Hände und Arme, sie küssten mein Gesicht und liebkosten meinen Körper in endlich inniglicher Freude über meine die Begierden erlösende Erkenntnis der im Ursprung liegenden Zusammengehörigkeit allen Seins.

Das Pflanzenwesen wohnte meiner Wandlung bei und empfing mich, derweil der Umformung zum Sein in den Ursprung, mit wahrhaftiger irdischer Liebe. Sie schenkte mir in ihrer Gunst den lieblichsten Duft, den sie kreieren konnte und gab meinem Fall der Hingabe in diesen Zustand einen weichen auffangenden Grund aus Rosenblättern und Dornenstacheln, der mich in meiner Öffnung zu dieser Liebe sicher und schutzgebend in paradiesisch verwahrender Geborgenheit empfing.

Eingebettet mit um und in der geschützten Umhüllung der biegsamen Ranken des Rosenblumenbusches in der angenommen gefühlten Geborgenheit, transformierte sich meine ehemals geteilte Form und brachte mich zur vereinigender Einheit mit mir selbst.

Dahin werdend leuchtete sich mir die Einsicht des „ich erkenne, dass wir einander brauchen und ich nehme dich mit bewusstem Erwachen im Gleichrang zum strebsamen Wirken zur blühenden Erfüllung des Lebenszieles an."

(Ende des 3. Berichts des Einen namenlosen Novizen zu seiner Aufnahmeprüfung)

In der Weihung
(4. Bericht des Einen namenlosen Novizen bei seiner Aufnahmeprüfung)
Die ehrenwerte Meisterin Ju-Ta-Ha und der ehrwürdige Meister Og-Lu standen mir vor zum Einweihungsritual. Ein Energienetz aus strahlender endloser Güte umwob die ehrenwerte Meisterin, die seit jeher an der linken Seite der in kräftigendem Frie-

den ruhenden Aura des Ehrwürdigen zu sehen ward. Jeder einzelne Schritt aus meiner Ferne, der mich in diese ihre gegenwärtige Nähe aus Güte und Frieden brachte, bestärkte mich in meiner Absicht, diesen gewählten esoterisch-spirituellen Weg, der fortan mein Leben umwälzend verändern würde, fortzugehen. Ich verblieb vor diesem Vorstand in dem Respekt gebietenden erforderlichen Abstand.

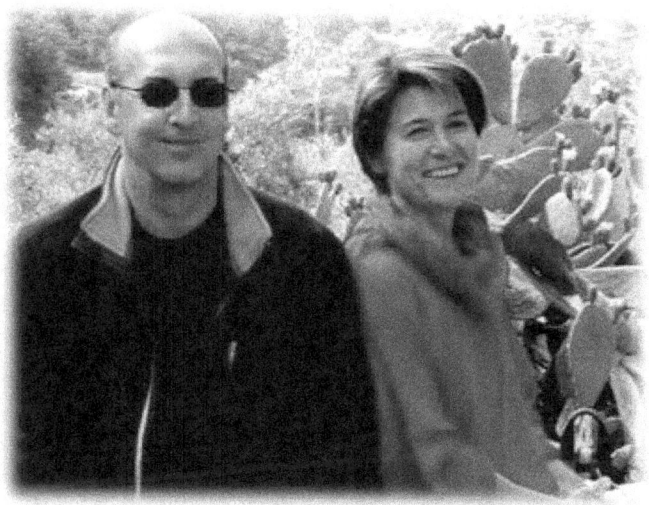

Zum ersten Mal befand ich mich im Kreis der ehrenwerten Meisterinnen und ehrwürdigen Meister. Meisterin Ju-Ta-Ha und Meister Og-Lu waren die auserwählten Erben der Begründer der Gemeinde der Nichtweltlichen, die den Pfad zum Empfinden und Sein ebneten und aufzeigten. Sie waren das Herz, die Seele und der Geist dieses Lebensweges, den sie nunmehr mit vielen Gleichgesinnten erlebten und begingen. Als Zeichen der Achtung und des Respektes führte ich die traditionelle Form des Erdengrußes aus.

„Ehrerbietung an euch, ehrenwerte Meisterin Ju-Ta-Ha. Ehrwürdigung an euch ehrwürdiger Meister Og-Lu.

Ich bitte Sie, mich als Schüler aufzunehmen, um den Weg des Empfindens und Seins unter ihrem Meisterwirken in Gehorsam und Führwillen zu begehen. Ich bitte um Erweckung und Stärkung meines Wesenskernes. Als dann Junglernender bitte ich um Begleitung und Führung auf dem Weg zur Formung meiner Persönlichkeit.

Die Ehrenwerte sprach:

„Dir ist gewahr, dass dieser Weg des Empfindens und Seins, einmal betreten, das bisherige Leben auf Ebenen des Geistes und sowohl des Körpers fundamental aufhebt und das bevorstehende Erleben dahin führend wandeln wird, dass eine Rückkehr in die ehemalige Lebensebene leidlos nicht mehr möglich ist?"

Dessen war ich mir durch die vorangegangen Beratungslehren der Andermeister gewahr.

Der Ehrwürdige sprach:

„Dann bist du nach der Prüfung der Beratungslehren bereit uns dein Zutrauen zu geben. Du bist willig dich führen zu lassen, die Ordnungen zu pflegen und den Hingebung fordernden Pfad, der zum Weg des Empfindens und Seins führt, zu achten bei erwarteter Liebe und ordnender Disziplin?"

Ich war bereit mich in Liebe und ordnender Disziplin auf den Hingebung fordernden Pfad zum Weg des Empfindens und Seins zu begeben.
(Ende des 4.Berichts des Einen namenlosen Novizen nach seiner Aufnahmeprüfung)

Der Gong der Führung

(5. Bericht des einen namenlosen Novizen)

Ich ersah, in der Zwischenzeit von noch Nacht und noch nicht Morgen, den ehrwürdigen Meister Og-Lu, auf dem ersten oberen Plateau unter mir und dem Gong der Führung in seiner unvergänglichen Aufrichtung verbleibend, den Blick in das Tal der ruhenden Gemeinde gerichtet. Ich war in Wissen gesetzt worden, diesen vormorgendlichen Anblick erwarten zu dürfen und die handlungsrituelle Zeremonie des Ehrwürdigen zum Erwachen des Morgen unter meinem Schlagen des Gong bis zum Beginn der Ewigkeit niemals mehr aus der Erinnerung lassen zu können.

Der Ehrwürdige verabschiedete seit jeher in Demut das Weichen der Schutz und Geborgenheit gebenden Nacht und empfing in Dankbarkeit den nahenden, Leben und Sinn fordernden Morgen. Der Zeitpunkt zum Schlagen des Gongs der Führung näherte sich mir in wenigen Augenblicken. Meister Og-Lu würde sich aus der Haltung des stillen Wassers über dem Pendel der Ursprungsbewegung in den Fluss der ewigen Energiewelle begeben. Mit dem Senken seiner Arme in der ersten Einstimmungsphase wäre ich mit dem Schlegel des Gongs der Führung in einem einheitlichen Strom der Bewegung mit der des Meisters verbunden.

Der folgende tiefe Atem führe meinen Schlegelarm in die Weite eines großen Kreises. In diesem Enden und Beginnen des tiefen Atems, in der Zwischenebene des Seins und Nichtseins, in die der Anfang zum Ende und das Ende zum Anfang führt, wäre der geschlagene Gong mit seiner schweren Tonwelle, das Tal der Gemeinde füllend, die verbindende Brücke des Wechsels. Dieser Moment näherte sich mir mit jedem meines für mich wie ein Gong klingenden Herzschlags.

Mein Blick haftete in höchster Konzentration am Barte des Ehrwürdigen. Ich beruhigte meinen Atem, um die da vorherrschende erwartungsvolle Anspannung von mir abweichen lassen zu können. Mein Atem fand den Gleichlauf zum Atemrhythmus meines Meisters. In diesem Kreislauf des Lebens war ich im Atem zu Atem und von Herz zu Herz mit dem Ehrwürdigen verbunden.

Der Meister verabschiedete in achtungsvoller Demutshaltung die zurückweichende Schutz und Geborgenheit gegebene Nacht. Ich erhob mich aus der traditionellen Sitzhaltung zur Aufrichtung in die Formstellung des stillen Wassers. Aus dem stillen Wasser erwächst alles zum Sein und Nichtsein. Die Nacht wandelte sich ins Nichtsein. Dazwischen stehe ich, der Mönch am Gong, in der Formhaltung des stillen Wassers. In dieser stillen Zwischenzeit wird der Gong der Führung das Sein werden des erwachenden Morgen einläuten.

Der ehrwürdige Meister beugte sich aus der Demutshaltung auf und verblieb nachspürend in der Formhaltung des Stillen Wassers. Seine Hände lösten sich aus der Formstellung, und während ich den Gongschlegel ergriff vollzog der ehrwürdige die Bewegungsgeste zum dankbaren Empfang des Morgens.

Der ehrwürdige und ich, in der verantwortungsvollen Position als der Mönch am Gong, ließen den Impuls des Bewegungsstroms, der sich aus dem Steißbeinpunkt herausbildete, auf unseren stofflichen Körper einwirken. Den Bewegungsfluss aufnehmend, versanken wir unscheinbar in die Knie und leiteten die Bewegungsenergie in die äußere Form der Tat. Meine den Gongschlegel führenden Hände zeichneten die Welle einer kleinen Halbkreisform und verbanden sich an ihrem höchsten Punkt der Ausführung mit dem Schweif eines großen horizontalen Kreises, der den Schlegel ins Zentrum des Gongs der Führung lenken sollte.

Fürwahr werde ich dieses insbesondere Geschehen innerhalb der Zwischenzeit von Sein und Nichtsein in den gefolgten drei Atemzügen niemals mehr aus meinem bebildernden Geist, der berührten Seele und dem beschwingten Körper nehmen wollen.

Im Zentrum des Gongs erwuchs ein Schallkreis, der sich mit dem ersten Atemzug in Weite und Größe ausdehnend, zu einer fast greifbaren Stofflichkeit formte.

Dieser erwachsene Tonkörper explodierte in seiner Wucht aus dem Gong der Führung heraus und trug in seiner intensiven Präsenz auf seinem breiten Schallrücken das erste Licht in das noch eben in Dunkelheit und Stille geruhte Tal. Die lichtbringenden Schallwellen brachen sich von den, dem Tal natürlichen Schutz bietenden, Bergwänden und in einem sich in alle Himmelsrichtungen verteilenden Widerhall, in das Zentrum des noch ausklingenden Gongs der Führung, zurück.

Der ehrwürdige Meister Og-Lu ließ sich von dem Fluss der erzeugten Schwingungen des geschlagenen Gongs tragen. Sein Körper pendelte, vom Steißbeinpunkt, dem Ort des Ursprunges der Lebensbewegung, inspiriert, hin und her. Sanft und in Leichtigkeit, getragen von der Luft und unterstützt durch den Ton des Gongs der Führung, erhob sich sein rechter Arm im Einklang mit dem Ganzen und kreierte die Bewegungsmelodie zum folgenden Donnergrollen.

Der Schlegel fand durch meine Lenkung erneut das Zentrum des Gongs der Führung. Der sich wiederum bildende und lichttragende Tonkörper fand zusätzlich in dem ausgeführten Donnergrollen des ehrwürdigen Meisters einen weiteren tragenden Begleiter und kraftvollen Vermittler des Morgenlichtes. In dem folgenden Atem, zum zweiten Tönen lassen des Gongs, verschmolz der ehrwürdige die Ausführung des Donnergrollens. Der Meister erhielt das Lebensbewegungspendeln im lebendigen Empfinden und Sein.

Mit dem Donnergrollen formte sich in des ehrwürdigen Meisters unterem Dantian die gewaltige Kraft des Urtones, der sich gemeinsam mit dem Erwachsen und Ausdehnen des zweiten Schallkreises aus dem dichten Zentrum des Gongs gleichsamst in Weite und Größe entwickelnd zu einer materiell klingenden Präsenz aus dem stofflichen des Meisters formte.

Zu dem aus dem Gong der Führung wuchtig heraus explodiertem Tonkörper, der nunmehr im zweiten Atem auf seinem breiten Rücken Licht und Ton in das Tal der Gemeinschaft der Nichtweltlichen trug, verband sich eine unterstützend potenzierende Kraft, die ihre Energie aus dem des ehrwürdigen Meisters donnerndem Grollen des kosmischen Urtones bezog.

OM!

Der Meister tönte in der aufgehenden Dämmerung, berührt von den ersten, sich über das Tal der Gemeinde streckenden Lichtfingern der Morgensonne, den ursprünglichsten, seit dem existentiellen PENG des Kosmos und dessen Anbeginn im Universum schwingenden und in allem Leben und Wesen existenten, kosmischen Ton der Töne.

Der des Gongs im Yin rückkehrende Widerhall wurde durch das Yang Om des Ehrwürdigen aufgefangen und zum Hin in alle sechs elementaren Himmelsrichtungen verteilt. Somit entstand wiederum mit dem Widerhall für Widerhall des Meisters Om in Vereinigung mit dem Ton des Gong eine außersphärisch tönende Musik im Kreuz und Quer im Hin und Her als Wieder und Wider zum auf und ab, in dessen klangvollem Zentrum die Tonwellen des Gongs und des Meisters Om sich zu einem mehrstimmigen Konzert vereinigten.

Der Gongschlegel tanzte auf der Fläche der widerhallenden Schwingungen in seinen kleinen Kreisen und wurde in der Zeit des dritten Atems in einer schwerelosen Schleife fließend und den großen Kreis vollführend, nochmals mit Leichtigkeit in den Kern des Gongs der Führung gelenkt.

Ein neuer lichttragender Tonkörper bildete sich und breitete sein Volumen mit unter das bestehende aktuelle Duett des nachhallenden Gongs und des Meisters tönendes Om in das melodische Wirken mit der Natur. Eine Lichthand hatte sich innerhalb dieser drei Atemzüge über das Tal der Gemeinde und dem Ehrwürdigen ausgebreitet, der nunmehr sein Tönen und das Bewegungspendeln beendete und in Dankbarkeit die berührende Umarmung des erwachten Lichtes annahm.

Das Tal ward eingestimmt und der Gong der Führung geschlagen. Die Schwingungen der Töne des Gong und des Om fanden sich weiterhin im Abklang. Ich spürte darin meinen rituellen Handlungen als der Mönch am Gong nach und blickte mit dem ehrwürdigen Meister gegen das weiche morgendliche, blendungsfreie Licht der aufgegangenen Sonne.

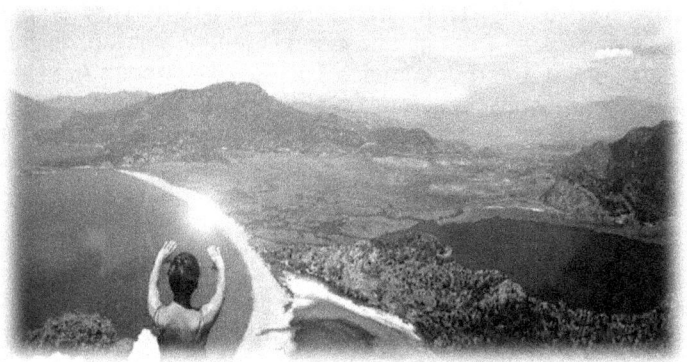

Zwei Hände klatschten gegeneinander und bereinigten den energetisch durchwirkten Lebensraum dieses Tales von Anhaftung suchenden Energien. Die ehrenwerte Meisterin Ju-Ta-Ha war es, die die Reinigung vollführt hatte. Sie war, durch die Zeit des Schlagens des Gongs der Führung und des Tönens des Om, weit ab an der rechten Seite des Ehrwürdigen in der Qi Gong Haltung gesessen und hatte sich von den Kräften der Schwingungen durchfluten lassen. Ich erinnerte mich daran, dass es geheißen hatte, dass die Ehrenwerte und der Ehrwürdige rituellen Handlungen stets gemeinsam beiwohnten. Die Meisterin war mir während des Schlagens des Gongs nicht aufgefallen. Die Ehrenwerte hatte sich in ihrer Qigong-Meditationshaltung in die Einheit mit der Umgebung gebracht. Ich war an diesem Morgen dankbarer Zeuge dieser ihrer Meisterlichkeit geworden.

Die Essenz des Gongs der Führung steht für den lenkenden und ewigen weiten Geist. Das Tönen des Om durch den ehrwürdigen Meister Og-Lu bebildet den in der Welt bestehenden Körper. Das verwurzelte Yin der ehrenwerten Meisterin war die ordnende Seele zwischen Geist und Körper. Die Meisterin richtete sich zum Nachspüren in die Haltung des stillen Wassers auf.

Die ehrenwerte Meisterin und der ehrwürdige Meister empfingen in dankbarer Demut den jungen neuen Morgen. Hierauf fanden sich zum Verbund im des Tons schwindenden Ausklang dieses allmorgendlichen Rituals zum ersten Mal zugleich ihre Blicke. Seit Jahrzehnten spiegelten sie sich jeweils nach dem morgendlichen Schlagen des Gongs in Gegenseitigkeit und zueinander findend in ihren, aus dem Herzen, lächelnden Augen.

Meister Og-Lu bildete die Handform der Erdenfaust, derweil die Meisterin Ju-Ta-Ha selbstwohl die Geste der behütenden Hand geformt, diese zur Begrüßung und zum Frieden auf die Erdenfaust des Ehrwürdigen legte.

„Empfinde und Sei, Meisterin Ju-Ta-Ha."
„Empfinde und Sei, Meister Og-Lu."
„ Ein neuer Tag des Lichts wurde uns geschenkt."
„Ein neuer Tag des Lichts wurde uns geschenkt."

Die Geste der bewahrten Erdenfaust beibehaltend, setzten die ehrenhafte Meisterin und der ehrwürdige Meister in bewusster Wahrnehmung der sie tragenden Erde und der sie umgebenden Atmosphäre, ihre Schritte hinab in das nunmehr in Licht getauchte Tal der Gemeinde der Nichtweltlichen. Die Ehrenwerte, Schritt für Schritt mit dem Meister Og-Lu in vertrauter Würde. Der Ehrwürdige, Hand in Hand mit der Meisterin Ju-Ta-Ha in vertrauter Ehre.

Das Tal der Gemeinde der Nichtweltlichen lag im wärmenden Schein der Leben gebenden und Sinn fordernden Sonne. Die behütende Flamme in der roten Laterne des Lichts erlosch. Das

Erwachen richtete die Lebenden auf. Der Schlegel hing für den Abend am Gong.

Der Morgengruß

Die Nonnen und Mönche sowie die Novizen und Novizinnen der Gemeinde standen auf dem Hof der Übungen in der Haltung des stillen Wassers und blinzelten in das Licht der aufstrahlenden Morgensonne. Die ehrenwerte Meisterin Ju-Ta-Ha und der ehrwürdige Meister Og-Lu näherten sich von ihrem Abstieg vom Berg des schlagenden Gong und verhielten vor der angesammelten Gemeinde, woraufhin diese Respekt und Ehre erweisend, den traditionellen großen Erdengruß ausführte.

Die Meisterin und der Meister behielten die Haltung der in der Gemeinsamkeit bewahrten Erdenfaust bei und erwiderten den Erdengruß aus ihrer Verbundenheit heraus. Das Schlagen des Gongs der Führung hatte den beginnenden Tag eingeläutet. Die Gemeinde war auf dem Hof der Übungen anwesend und stimmte sich nach der Ehrerbietung an die obersten ein, um sich mit dem Morgengruß an die Sonne auf die bevorstehenden vielfältigen Aufgaben und notwendigen Pflichten des fortlaufenden Tages einzustellen.

Der Morgengruß ist die dankbare Huldigung an die Leben erhaltende und Sinn fordernde Sonne. Ihr Licht ist für das Leben und dessen Reichtum und Mannigfaltigkeit in Verantwortung zu sehen. Die daraus erwachsenen Elemente bedingen einander und können ohne das Licht der Sonne und deren ursprünglicher Bildungskraft nicht sein. Die Lichtgebende Sonne steht über dem Leben und den Wesen, die sich nach ihr im Wachsen und Reifen hinstrecken.

Sanftes Lebensbewegunspendeln erfasste den Körper der Gemeindegemeinschaft und umwandelte sich zu einer beständig wogenden Masse aus in unbeschwerten, sich zum Himmel gerichteten Armen und Händen, die in Gewichtslosigkeit und ohne die Luft zu verwirbeln mit dem hauchfeinen Wind in Bewegung gebracht wurden.

„Wir wollen in der Atmosphäre des Windes sein und unseren Leib mit dem Wind gehen lassen. Unser Körper wird leichter als die Luft, und die Hände bewegen sich als ein Hauch mithin und verwirbeln die Luft nicht. Der Wind trägt uns durch unsere Leichtigkeit."

Die Lehren des ehrwürdigen Meisters Og-Lu über die Grundsätze vom Empfinden und Sein der Bewegung des Körpers im Raume erklangen in meinem Bewusstsein. Auch dieser Bereich der Lehre des Empfindens und Seins vom „Gehen mit dem Wind" betraf, wie bisher alles in der Ausübung und Führung des Elementaren Tai Chi, nicht nur den physischen Leib des Adepten. Sowohl die irdisch geistige Haltung wie auch die den Körper in seiner Form bestätigende und mit dem Geist verbindende Seele waren für alle Übungen ein fundamentaler Grund.

Unscheinbar hatten sich allesamt vor dem Lebensbewegungspendeln zur Verwurzelung mit der Erde in die Knie vertieft. Der Weltkörper gewährte den unteren, zum Bestehen notwendigen Gliedmaßen Halt und Boden und ertrug die in ihrer Ganzheit und Bewusstheit ausgeführte Zukeimung der Erdenmenschen zu ihr in annehmender Liebe, derweil sich durch den, über die die Menschenhäupter umspannten, irdenem Himmel die sogende Kraft des Universums die Körper ergriff und ihnen, sie in stärkende Aufrichtung aufziehend, die Ordnung als Mensch und Lebewesen zwischen Himmel und Erde zuteilte.

Des Ehrwürdigen Antlitz ward durchdrungen von herzerfüllter Freude. Der ehrenwerten Meisterin Blick funkelte hervor im leichten seelischen Glanz. Sie ersahen ihre Gemeinde und fanden sich als urangestammte Menschen zwischen Himmel und Erde. Sie waren die Behüteten des Himmels, die Zöglinge der Erde und die genährten des Lichts.

Diese Erde gab uns den Boden zur Verwurzelung, und wir gingen unter Forderung in die Knie. Das Himmelszelt breitete sich über uns aus und verlangte die Aufrichtung zu ihr hin. Das universell nährende Licht brachte uns die Streckung und entfachte in uns das kosmische Feuer, um Kontakt mit der Speerhand in dem Augenblick der Wahrnehmung mit dem unendlichen Universum herstellen zu können, um schließlich in anerkennender Demut der tragenden Mutter Erde Dankbarkeit zu zollen.

Die Gemeinde spürte sich in ihrer Verwurzelung in der Energie der Dankbarkeit nach. Die Kraft des ersten Morgenlichtes wurde im unteren Dantian gesammelt. Die kosmischen Energien verwirkten sich mit den irdenen und fluteten den stofflichen Körper. Das trübe, verbrauchte Chi fand seinen Weg der Ableitung in die Transformation. Die Ehrenwerte formte das Mudra der gebenden Hand. **„Lebet im Empfinden."**
Ein großer Atem entfaltete sich in den Reihen der Gemeindegemeinschaft derweil der Ehrwürdige die Geste der annehmenden Hand ausführte. **„Wirket im Sein."**

Der Gruß an die Sonne war ausgerichtet, und sie breitete sich in Zufriedenheit über das Tal der Gemeinde aus. Wir waren für einen sinnerfüllenden Tag eingestimmt.
(Ende des 5. Berichts des einen namenlosen Novizen)

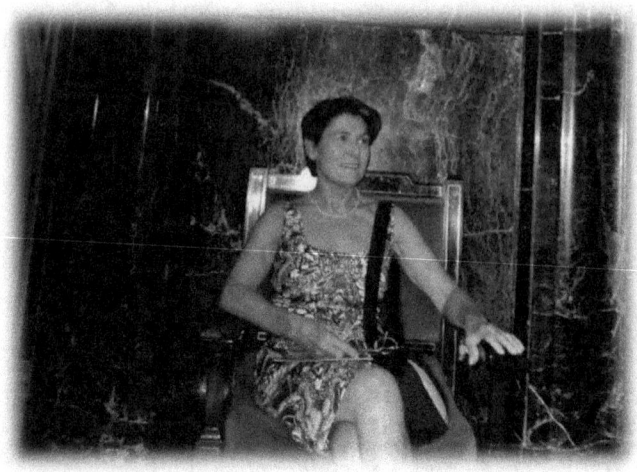

Die ehrenwerte Meisterin

Für die Außenwelt- I

Was ist der Sinn des Lebens?
„Der Sinn des Lebens kann in Worten keine Erklärung fin-
den. Das Leben möchte empfunden und erfahren werden.
Dadurch kommt man in das Sein. Und somit wirst du zum
Sinn. Das Leben findet den Sinn in sich selbst. Empfinde
und Sei."

Wie sollte ich mich entscheiden?
„Lausche auf dein pochendes Herz. Dort wo es hinschlägt
findest du die entscheidende Antwort. Wirke im Sein."

Was ist richtig und was ist falsch?
„Es ist richtig, auf deine Empfindungen zu achten. Achte
auf deine Gefühle, die sich in deinem Bauch, im unteren
Dantian, bilden. Diese entstehenden Empfindungen und
Gefühle unbeachtet lassend zu übergehen, ist falsch.
Lebe im Empfinden."

Was ist gut und was ist schlecht?
„Es ist gut, ein Gemüt des guten Gewissens zu haben, das aus der Grundlage des Gefühls aus dem Empfinden und Sein erwachsen ist. Es ist schlecht, im Besitz eines unguten Gewissens zu sein. Empfinde und Sei.“

Warum geht es mir im Grundsätzlichen so schlecht?
„Dir geht es so schlecht, weil du deine Emotionen, deine Gefühle und Empfindungen niederhältst. Dies ist sehr aufwendig und kostet dich auch viel an Kraft. Halte deine Gefühle nicht zurück. Lasse sie lebendig werden. Die Gefühle steuern deine Gedanken, und diese bringen deinen Geist und Körper zur Heilung. Lebe im Empfinden.“

Warum muss ich mich immer ändern?
„Solange du den Zustand deiner Bestimmung zum Sein nicht erreicht hast, wandelst und änderst du dich weiterhin, bis du endlich deinem Wesenskern begegnest. Dein Wesenskern ist die bestimmende Grundlage deines werden zum Sein. Aus diesem Kern heraus bildet sich die essentielle Ordnung zu deiner Wesensnatur, und du wirst dich ab dem nicht mehr ändern müssen, da du mit deinem Wesenskern im Sein bist. Wirke im Sein.“

In der Ordnung des Gewissens
(6. Bericht des Einen namenlosen Novizen)

Sel-Yang, ein jüngerer Andermeister, unterwies mich in den Grundübungen zur Handhabung des Langstockes.

„Große Kreise, große Kreise!“

Meister Sel-Yang demonstrierte mir zur Verdeutlichung noch einmal das Schwingen des Langstockes zu einem großen Kreis. In seinen Händen wurde der Bambusstock lebendig und zischte in weiten großen Kreisbögen durch die Luft und über meinen Kopf.

„Lange Arme, lange Arme und große Kreise."

Der Stock wurde letztlich schwerer und schwerer für meine Hände. Die Drehungen brachten mich vollends aus dem Sinngefühl für die Bestimmung zum Orientierungsstand im Raum. Meine Kraft verlor gleichermaßen ihr Sein.

„Genug, genug."

Meister Sel-Yang gebot mir mich in die Ruhe zu bringen.

„Lange Arme, große Kreise und keine Anstrengung, keine unnötige Kraftaufwendung. Der fortwährende Schwung für die große Kreisbahn gelingt mit Hilfe der gestreckten Arme in Leichtigkeit und verbraucht kaum die Energie."

Der Meister ergriff den Stock und glitt in eine Formstellung. In jeder Bewegungsphase war er mit dem Langstock in einer symbiotischen wie liebevollen Verbindung. Eine lebendige Einheit von Bambus und Mensch.

„Der Stock ist dein Partner. Er ist dir und deinen Händen, die ihn in Verantwortung halten und mit Sicherheit führen, in Treue und Ergebenheit verbunden. Ihr solltet einander erkennen und eure gegenseitige Abhängigkeit annehmen. Ohne den Stock hast du keine Stütze, keinen Halt, keinen Schutz."

Meister Sel-Yang tanzte mit seinem Stock, der pfeifend und surrend um seine Hüften wirbelte und einen Schweif von langen und schnellen Schatten hinter sich herzog.

„Ihr geht eine Beziehung ein. Ihr vertraut einander. Ihr seid in einer Partnerschaft. Diese Partnerschaft könnt ihr ohne Vertrauen nicht erhalten. Ohne Vertrauen seid ihr beziehungslos. In der vertrauensvollen Partnerschaft übersteht eure Beziehung jegliche Eskapade."

Der Jungmeister warf seinen wirbelnden Stock in die Höhe und vollführte gleichzeitig mit seinem Körper eine Luftpirouette. Elegant und kraftvoll landete er in die Formstellung des fliegenden Kranichs, und der Bambusstock sank hin wie verabredet und mit Sehnsucht erfüllt in die erwartungsvolle und sichere Hand des Meisters.

„Dann könnt ihr euch innerhalb der Beziehung in Vertrauen auch mal lassen um dann wieder in die Sicherheit der Partnerschaft zu kommen."

Meister Sel-Yang beendete seine Demonstration und wechselte in die Menschenhaltung.

„Wunderschöne Dinge können in einer starken und vertrauensvollen Partnerschaft möglich werden. Dafür bedarf es einer intensiven Beziehungsarbeit. Dazu gehört vorangehend die bedingungslose Liebe, die Festigkeit und Sicherheit seines Selbst. Wenn beide Partnerteile diese Eigenschaften in sich vereinen und zueinander in den Beziehungskreis bringen, werden sich diese Eigenschaften potenzierend verbinden und Sinn und Erfüllung erwirken."

Ich hielt den Bambusstock in meiner Hand. Zunächst hatte ich in Begleitung und unter der Aufsicht des Jungmeisters einen Bambushain aufgesucht und selbständig den mir gemäßen Bambus herausgefunden, von den Blättern entkernt, dann mit einem Schleifstein entgratet und geschmeidig geschliffen. Schließlich wurde der Stab mit einem festen schmalen Baumwollband umwickelt, das vorher in einen Bottich mit unbekannter Flüssigkeit getaucht wurde. Dieses durchtränkte Band stärkte den Bambus, erhielt dessen Flexibilität und Widerstandskraft. Ich hatte erwartet, dass mit diesen Tätigkeiten die eigentliche Arbeit an dem Bambusstock getan wäre. Ich erkannte, dass ich den Bambusstock mit ganz anderen Augen betrachten musste.

„Ihr geht jetzt eine Beziehung ein. Ihr werdet euch behutsam annähern. Ihr werdet Sicherheit und Vertrauen geben und annehmen lernen. Ihr werdet eure Stärken und Schwächen ergründen. Ihr werdet euch kennenlernen und eurer Beziehung eine Basis des Vertrauens erschaffen. Daraus wird die Sicherheit im Umgang miteinander erwachsen.

Dann werdet ihr gemeinsam Spielen. Ihr werdet euch gegenseitig schützen können und stützenden Halt geben. Ihr werdet Wege begehen können, die vorher unbegehbar gewesen wären."

Meister Sel-Yang deutete in das Tal der Gemeinde der Nichtweltlichen.

„Morgen beginnen wir mit den Grundübungen für die Beziehungsarbeit mit unserem Stock."

Wir bewegten uns hinab in das Tal der Nichtweltlichen. Der Bambusstab fühlte sich mir mit jedem Schritt vertrauter an. Jedes weitere Vorgehen brachte mich nicht nur unserer Siedlung der Gemeinde der nichtweltlichen näher. Ich näherte mich damit auch dem Bambus an. Diesen Bambus hatte ich mir ausgesucht. Bis zu den sinnerklärenden Worten des Jungmeisters war dieser Stock nur ein Stock aus Bambus für mich gewesen. Als wir späterhin im Tal ankamen, hielt ich einen Freund in meiner Hand.

(Ende des 6. Berichts des Einen namenlosen Novizen)

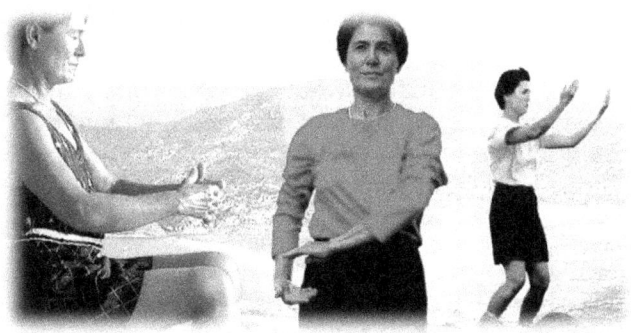

Die ehrenwerte Meisterin
Für die Außenwelt II

Was ist die Wahrheit, und wie kann ich die Lüge unterschei-
den?
„Das Gefühl für die Wahrheit und das Verständnis für die
Lüge liegen in jedem Menschen inne. Die Wahrheit findet
sich im Gefühl. Die Lüge sucht sich im Verständnis. Fühlst
du das Eine, erkennst du das Andere. Empfinde und Sei."

Was ist die Liebe und warum ist sie derart kummervoll?
„Diese Welt dient unserer körperlichen und geistigen sowie
der seelischen Entwicklung. Der Körper braucht die Nähe,
der Geist die Weite und die Seele die Tiefe. Unser Körper
hat die natürliche Verbindung zur Erde. Im Geist ruht die
Weite zum Kosmischen. Die Seele wirkt hierfür nach allen
Seiten aus ihrer Tiefe heraus. Sie folgt dem zeitlos kosmischen Gesetz über die allmächtige Liebe, die Wesenheiten
zur Ganzheit verbindend Glück und Freude empfinden zu
lassen und zur Vervollkommnung zu führen.

Daraus resultiert die Liebe als essentielle Basis allen Seins,
allen Tuns und jedweden Wirkens. Soweit wir dafür das
erwachte Bewusstsein nicht aufbringen können, wird unser
Sein, unser Tun und unser Wirken nicht unterhaltend sein,

sondern sich ohne dieses Fundament gram- und kummervoll bemerkbar machen.

Die gelebte Liebe an sich ist weder kummervoll noch leidig.
Es ist das Fehlen der Liebe, das letztlich Kummer und Leid
hervorbringt. Lebe im Wirken."

Wie kann ich Glück und Freude erhalten?
„Das vermeintliche Glück und die dem Leben Fülle gebende Freude können nicht herbei gedacht werden. Das Glück
ist ein kosmisches Geschenk und durch Gedanken nicht
berechenbar. Die erfüllende Freude erwirkt sich durch die
erwachsene, liebevolle Grundstimmung der Erwartungslosigkeit.

Aus dieser Sicht der demütigen und dankbaren Haltung für
das Leben an sich erkennen wir, dass das Glück beständig
um uns herum kreist und gemeinsam mit der Freude, die
das Leben bejaht, uns als treuer Freund an unserer Seite
auf dem Weg des Lebens begleitet. Lebe im Empfinden und
wirke im Sein."

Der kleine Kreislauf
(7. Bericht des Einen namenlosen Novizen)

Ich wanderte in einer kleinen Gruppe mit anderen Novizen aus
der Siedlung aus dem Tal unserer Gemeinde der Nichtweltlichen auf die hohen Berge hinauf. Wir folgten dem Jungmeister
Sel-Yang. Er führte uns auf dieser Wanderschaft hinauf auf die
Hochebene zur Gemeinde der Stoffweber, die für uns gewobe-
ne, verschiedene Farben-Stoffe zur Abholung bereit stehen
haben werden würden. Nach dem Morgengruß hatten wir Novizen uns mit dem Jungmeister Sel-Yang, gegen den Verlauf des
Flusses der schwärmenden Fische gehend, hinauf zum Berg
der blühenden Bäume, auf den Weg gebracht. Mit unseren
Stöcken bewanderten wir das Auf und Ab der Bergunebenen

„Wir sind auf dem Weg und folgen diesem Richtung wei-
senden Pfad zum angestrebten Ziel. Aber wir sind dabei
nicht allein. Wir haben unseren Stock, unseren Freund, den
Partner, der uns dabei unterstützend dienen möchte. Nutzen wir diese Bereitschaft und die bestärkende Kraft unseres Partners und das Begehen des Weges zu den Anhöhen
bis zum Ziel wird uns somit erheblich erleichtert."

Ich ergriff meinen Stock mit Bewusstheit und erhaltender Dankbarkeit. Mein Atem erweiterte sich mit dieser Verbindung, und
mein Körper fand unterstützende Haltung. Der Jungmeister
erblickte uns mit lächelnden Augen und deutete mit seinem
Stock auf den Berg der blühenden Bäume.

„Zum Abend hin werden wir den Quell des Flusses der
schwärmenden Fische erreicht haben. Dort werden wir
unser Nachtlager errichten."

Eine deutlich spürbare Freude legte sich erwartungsvoll auf
unsere kleine sechsköpfige Novizengruppe. Viel Sagenhaftes
wurde über den Quell des Flusses der schwärmenden Fische
erzählt.

„Ein Quell, der den Geist erfrischt!" flüsterte hinter mir der
Novize Pau-Lu ehrfürchtig.

„Der Sinn des Augenblicks soll sich dort greifbar manifestieren!" tuschelte vor mir Novize Wik-To.

„Ein Ort zur Wahrnehmung des Seins!" hauchte hintendran
Novize Flo-Ho.

„Eine Offenbarung zum Wesenskern soll möglich sein!"
stellte vorneweg Novize Tar-Ik in Aussicht.

„Der Kreislauf des Lebens wird verständigt!" erklärte mitten-
drin Novize Hung.

„Das Leben im Empfinden und das Wirken im Sein wird
deutlich." hörte ich mich zusagen.

„Was der fühlende erweckte Geist und das denkende
rhythmische Herz zur Erweiterung des Lebens aufzuneh-

men bereit sind, wird sodann Erfüllung finden." ordnete der Jungmeister unsere Gedanken zu und hielt uns auf dem Pfad.

Zum späten Nachmittag hin wandelte sich die Atmosphäre der aufsteigenden Höhen um uns herum. Ein kaum wahrnehmbares natürliches Flüstern erhob sich von den Bergen der blühenden Bäume und steigerte sich mit jedem gegenwärtigen Schritt unserer Gruppe entgegen. Wir Novizen hatten uns bisher noch nie derart weit vom Tal der Gemeinde der Nichtweltlichen entfernt.

Die hohen Ebenen forderten nunmehr unsere körperliche Stabilität und Ausdauer. Unsere Bewegungen verlangsamten sich allmählich, und mit Dankbarkeit nahmen wir den stützenden Halt unserer Stöcke an.

Die ersten in früher Blüte erwachsenen Bäume tauchten endlich in ersichtlicher Ferne auf, und gleichzeitig verstärkte sich das Rauschen des nunmehr tosend fließenden Flusses. Nach einer kurzen Weile verblieben wir an einem großen Felsen, an dem sich ein aufgekommener, moosiger Hang herumschlängelte und uns überraschend eine in ursprünglicher Schönheit blühende Aussicht auf einen aus großen Gruppen bestehenden Platanenwald freigab.

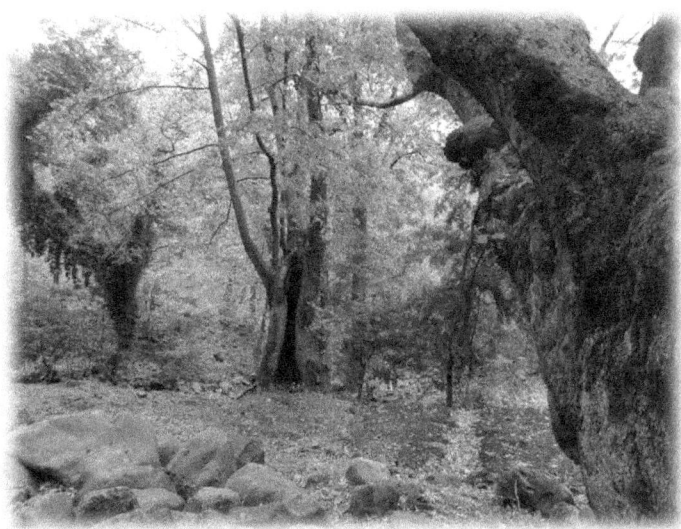

Nur auf dieser Hochebene waren diese sogenannten Bäume des Herzens vorzufinden. An ihren Ästen hingen große Schutz bietende Blätter, und von mächtigem, in die Höhe getriebenen Urwuchs bestand ihr stützender Stamm, deren kräftige, teilweise aus der Erde ragenden, Wurzeln mit einem Teppich aus grünem Moos ausgelegt waren. Der Anblick dieser hochgewachsenen und mächtigen Bäume bestärkte unser Erstaunen, und wie kleine spielende Kinder daneben dieser urzeitlichen Baumriesen wirkend, sahen wir uns ehrfurchtsvoll herum und fühlten uns sogleich in dieser Sicherheit und Beständigkeit vermittelnden Natürlichkeit in Zugehörigkeit angenommen.
(Ende des 7.Berichts des Einen namenlosen Novizen)

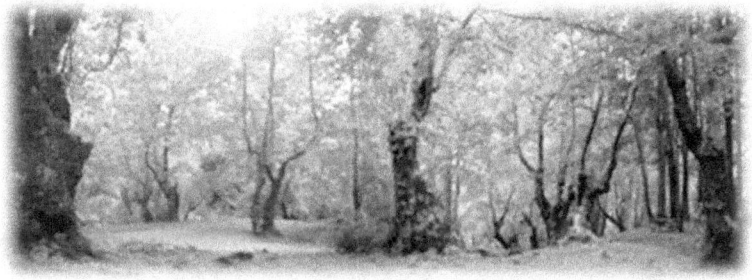

Der Erdengruß
(1.Technikdeutungsbericht des Einen namenlosen Novizen)

Der Erdengruß ist eine, von großer Symbolik erfüllte, respekt-
volle Bewegungsgeste der Wertschätzung zum Gegenüber.
Hierbei formt sich die rechte Hand zur Faust und symbolisiert
die Erde, wobei sich die linke Hand beschützend wie ein Dach
über die rechte Faust stellt und somit eine friedfertige Gesin-
nung übermittelt, die sich letztlich im Öffnen und Vorzeigen der
beiden leeren Hände beschließt; „Ich komme in Frieden und ich
gehe in Frieden."
(Ende des 1. Technikdeutungsberichts des einen namenlosen
Novizen)

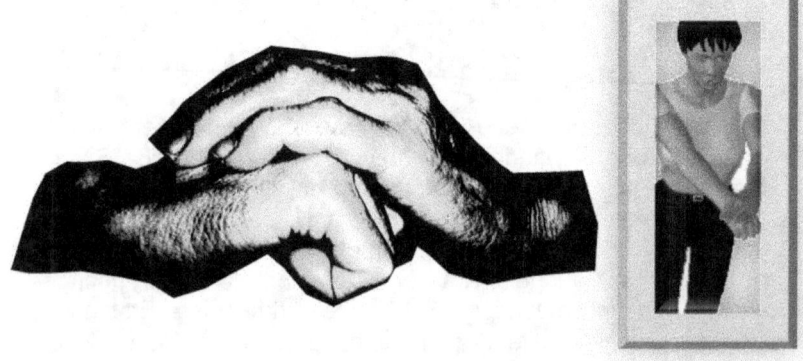

Das untere Dantian

„Wir sind inmitten eines Kreislaufs des Lebens." flüsterte der sich in die Ehrfurcht erhobene Novize Pau-Lu.

„Ich erspüre die Vielfalt allen Lebens." säuselte der in Ergriffenheit stehende Wik-To.

„Um uns herum fließt ein deutlich wahrnehmbarer Strom von lebensverankernden Impulsen." hauchte der in Verzückung gelangte Flo-Ho.

„Ich fühle mich mit unendlichem Qi erfüllt." teilte sich der erstarkte Tar-Ik mit.

„Mir klärt sich die Verbundenheit des Lebens in der Verwurzelung zum Leben an sich auf." öffnete Novize Hung seine demütige Zurückhaltung.

„Wir sind mit der kosmischen Energie.." richtete ich meinen berührten Geist auf.

„Verbunden im Kreislauf des Lebens." ergänzte Jungmeister Sel-Yang, der sich in die Verinnerlichungshaltung versetzt hatte. Nach den rituellen Regeln hatte allseits Jedermann, der diese Haltung einnahm, seinen begleitenden Stock in Armlänge vor sich auf den tragenden Boden abzulegen.

Ab gleich taten wir es ihm nach, und ein jeder von uns ersuchte vorab den ihm energetisch entsprechenden Untergrund, um sich sodann hinter einem weit daliegenden Stockkreis, in der Umrahmung vom gebildeten Rund unserer Menschenkörper, im entspannten Sitz vorzufinden.

Der Schoß der Erde besaß uns. Wir ließen uns in wahrgenommener Verbundenheit auf diesen Sitz ein, um Himmel und Erde für die Aufnahme in diesen Raum der Mittelwelt Dankbarkeit und Ehrerbietung zu geben. Wir nahmen unser Sein als Mensch zwischen Himmel und Erde an. Der Schoß der Erde gab uns den gemäßen Grund, und die Himmelsdecke umwob schutzgebend unseren Geist und unsere Leiber.

Jungmeister Sel-Yang leitete innerhalb dieser Runde mit führender Kraft die Einstimmung auf den kleinen Kreislauf ein. Mein Atemlauf schloss sich dem weichen Gang des dahinplätschernden Flusses an. Die bewusste Einbindung unserer Wesenheiten in diesen atmenden Lebensraum kam einer umfassend erfüllenden Befriedigung des Seins im Ganzheitlichen des Körpers, des Geistes und der Seele gleich.

Beginn der Übung des kleinen Kreislaufes

Wir ließen unsere Augenlider wie Vorhänge herab und brachten den gesamten Körper in Entspannung. Ich zog mein Kinn heran, um meine Halswirbelsäule zu strecken, entspannte meine Stirn, war zwischen den Augenbrauen gelöst und glättete meine Nase. In der nunmehr entstehenden Weite blieb ich in dieser befreienden Leichtigkeit und nahm wahr, wie mein physischer Leib, mein dankbarer Geist und meine vermittelnde Seele sich weit hinaus aus diesem Raum der Erdenwelt nach allen Seiten des kosmischen Weltenraumes ausdehnen konnten.

Mein innerlich fokussierter Blick eröffnete mir die Welt meines Körperinneren. Einmal noch lauschte ich mit äußerem Sinn nach draußen, dann in die Ferne, in die unendliche Weite und brachte mich endlich langsam zurück und legte die kosmischen Klänge auf dem Grunde der Ohren ab. So verweilte ich als lebendes Wesen, als Mensch zwischen Himmel und Erde in Erwartungslosigkeit im unteren Dantian.

Jungmeister Sel-Yang hatte uns zum Tor des kleinen Kreislaufs getragen und unsere Sinne in ganzheitliche Einstimmung gebracht. Bevor ein jeder für sich durch das geöffnete Tor die 9 Räume des Qi Gong- Kreislaufs durchschreiten sollte, war es für uns Novizen angezeigt, über jeweils einen Raum zu sinnieren.

Der Jungmeister richtete seine Stimme aus.

„Pau-Lu, erzähle uns über dein unteres Dantian."

Novize Pau-Lu wurde von dem aus dem Herzen kommenden Lächeln umrahmt.

## 1.	Unteres Dantian

„Mein unteres Dantian ist der Drachenpalast des nördlichen Meeres. Es ist ein Qi-Speicher im Unterbauch, ein Energiedepot ohne Grenzen. Hier wird das für mich brauchbare, wertvolle jederzeit zugängliche und abrufbare Qi gespeichert."

Meister Sel-Yang bestätigte.

„Es ist ein Juwel, nur du allein kannst für ihn Sorge tragen. Er nährt mit seinen Funktionen deinen Körper. Er heilt und kräftigt. Er baut auf und schützt dich. Hier im unteren Dantian vereinigen sich erworbenes und angeborenes Qi. Das angeborene Qi verbraucht sich sehr langsam – es kann auch nicht ersetzt werden. Eventuell regeneriert es sich selber, du hast darauf aber keinen Einfluss."

Novize Pau-Lu setzte seine Ausführungen fort.

„Das erworbene Qi kann ich beeinflussen – es verbraucht sich je nach Situation und Notwendigkeit. Ich kann es jederzeit auffüllen. Klares, helles Qi umgibt mich mehr oder weniger jederzeit. Eigentlich brauche ich mich nur zu bedienen, es zu pflücken oder einzusammeln.

Hier ist auch der Ort, der neues Leben entstehen lässt- es ist der Beginn, der Anfang. Aber nicht nur das Leben entsteht, sondern auch eine neue Idee hat hier ihren Ursprung. Ein Neubeginn für alles noch nie da gewesene. Legt man die Hände auf das untere Dantian, so dass die Lao Gung-Punkte übereinander liegen, kann man die Fülle beziehungsweise die Leere des unteren Qi-Speichers erfühlen oder spüren.

Der Körper weiß ganz allein, ob und wo er Yin- oder Yang-Qi ohne meine zusätzliche Steuerung hinschicken sollte."

---

2.   Der Dammpunkt

Meister Sel-Yang dankte Novize Pau-Lu für seinen Vortrag. Er bat den quirligen Wik-To über die zweite Station des kleinen Kreislaufs zu referieren.

Der Wesenskern von Novize Wik-To war ein sich freudig dem Leben zuwerfender. Erfüllt von Lebenslust, wanderte seine Stimme im Sitzkreis herum.

„Die zweite Station ist der Dammpunkt. Dieser Punkt befindet sich in der Mitte des Damms zwischen After und Genitalorganen. Er wird als die schattigste Stelle des Körpers bezeichnet. Es ist der Treffpunkt des Yin-Qi, kühles, dunkles, klares Qi.

Von den 9 Punkten des kleinen Kreislaufs liegt es am weitesten entfernt, deshalb ist es einem auch nicht so präsent, vielleicht sogar ein wenig fremd. Außerdem ist es ein Ort, über den man nicht spricht, jedenfalls nicht so ohne weiteres. Es ist die intimste Stelle, die nur die Engverbündeten zu fühlen oder zu sehen bekommen.

Er scheint nur etwas für Eingeweihte zu sein. Die Kräfte dort sind so tief und innig, wie der Punkt selber. Hält man diesen Bereich geschlossen, so bietet er einen natürlichen Schutz. Doch bei den meisten Menschen, egal ob Männer oder Frauen, ist dieser Punkt verspannt und verkrampft. Scham, Ängste und vorhandene Minderwertigkeitsgefühle spielen da eine große Rolle.

Nach und nach können diese negativen Gefühle abgebaut werden, bis sich die Verkrampfung löst, dann erst wird der Schutz, den dieser Punkt bringt, erspürt. Es ist ein Vertrauen zu sich selbst vonnöten, es zu wagen, diesen Bereich zu öffnen. So dann bahnt sich ein Reichtum von Gefühlen auf, die sich bis dahin noch kein Mensch zu erträumen oder zu wünschen vermochte.

Es sollte einem jedoch bewusst sein, dass dieser Punkt, der die Yin-Qi Kraft beinhaltet und bündelt, wenn er geöffnet ist, zur Verletzlichkeit führt. Weil dieser Punkt mit dieser geballten Yin-Energie etwas Besonderes ist, ist es ratsam, sich erst als Fortgeschrittener damit zu befassen.

Allein schon die Fähigkeit, diesen Bereich wahrzunehmen und das Qi hier vorbeifließen zu lassen, wäre ein Erfolg für die Arbeit an diesem Punkt."

3.   Der Steißbeinpunkt

Meister Sel-Yang ließ die lebensfreudige Stimmenenergie von Novize Wik-To zum Ausklang kreisen, bevor er Novize Flo-Ho die Ehre zukommen ließ, über den Steißbeinpunkt berichten zu dürfen.

In dem Novizen Flo-Ho war der Keim der elementaren Bewegung zur Entfaltung inbegriffen.

„Der Steißbeinpunkt befindet sich am unteren Ende der Wirbelsäule. Hier, so sagen unsere Ahnen, findet jede Bewegung ihren Anfang. Und bevor eine Bewegung beginnt, herrscht Konzentration. Man geht vom Äußeren ins Innere – spürt nach, je nachdem, welche Bewegung von einem verlangt wird.

Ich lausche erst einmal einer natürlichen Musik, einem kosmischen Klang aus meiner Umgebung, stimme mich ein, bringe meine Körperspannung ins Gleichgewicht, ehe ich dann langsam die Bewegung einleite und dann fortführe. Eventuell handelt es sich aber auch um eine Abwehrbewegung. Niemals würde ich zu erstens die Hände oder die Fäuste erheben, sondern die Kraft entsteht, wie eine Welle, vom Steißbeinpunkt aus.

Von hier breitet sich die Kraft aus und überträgt sich in die Arme und Hände. Voraussetzung sind ein gedanklich und körperlich fester Stand und eine bewegliche Wirbelsäule, die in der Lage ist, jeden Abschnitt des Körpers in Schwingung zu versetzen, dazu gehört ein guter Qi-Fluss. Der Steißbeinpunkt sollte durchlässig sein, die Wirbelsäule empfindsam sinnlich beweglich, dann erreichen die Schwingungen auch den Geist, die Quelle der Führung.

Symbolisch steht dieser Punkt auch für die Freude an der Flexibilität und der Spontaneität, das heißt, der Geist ist wach und führend, bereit zu schnellen Reaktionen, beweglich in alle Richtungen. Der Mensch handelt umsichtig, verständnisvoll und einsichtig. Er ist kompromissbereit und großzügig.

Langsamkeit, Unbeweglichkeit, Steifheit und Starrsinn sowie einseitiger Sichtweise wird vorgebeugt."

Jungmeister Sel-yang bedankte sich bei Novize Flo-ho für seine tiefgründigen Ausführungen und kündigte an, die Auslegung über die restlichen Stationen des kleinen Kreislaufes persönlich vornehmen zu wollen, bedächtig formte er seine Hände zu einer leichten Faust, und mit der ihn auszeichnenden Anmut verschränkte er seine Arme hinter seinen Rücken, und sogleich taten wir es dem Jungmeister gleich und verweilten allesamt nunmehr in der Sitzhaltung des Lebenstores.

4.   Lebenstor

„Das Lebenstor befindet sich gegenüber dem Nabel. Bei
diesem Punkt wird die Phantasie geweckt. Ich kann nach
vorn blicken, in die Zukunft, ich könnte nach hinten, in die
Vergangenheit, zurück blicken. Was liegt alles bereits hinter mir. Was war das für ein Leben – und hat es mich erfüllt
oder habe ich immer nur gemäß den Regeln funktioniert.
Und dann kann ich im Torbogen stehen und mich fragen,
wie geht es mir jetzt, hier und heute?

Bin ich mit Glück erfüllt? Oder bin ich an Geist und Seele
verletzt? Welche erstrebenswerten Ziele habe ich noch? Es
findet ein Revue passieren statt, und vielleicht merke ich
das 1. Mal, dass ich ehrlicher und authentischer mit mir
umgehen sollte. Vielleicht entdecke ich Masken, die ich
trage, um in der Gesellschaft zu bestehen oder zu Recht zu
kommen.

Ein notwendiger innerer Dialog mit mir selbst entsteht und
plötzlich wird mir bewusst, dass die Fragen nur entweder
vom Verstand oder vom Herzen beantwortet werden können. Eine mir bis dato ungewohnte, wenn nicht völlig neue
Wahrnehmung. Bei dem Betrachten dieses Punktes kann
ich aber auch auf einer körperlichen Ebene bleiben und hin
spüren, dass ich vielleicht gerade in diesem Bereich häufig
Schmerzen oder Beschwerden habe.

Auch für die außenweltlichen Mediziner ist dieser Wirbel-
säulenabschnitt heikel, denn oft werden Bandscheibenvor-
fälle diagnostiziert. Rein physiologisch gesehen ist diese
Stelle in der Bewegung ein äußerst belasteter Punkt- zum
Beispiel beim Bücken oder Heben von schweren Gegen-
ständen.

Das Lebenstor ist somit für die gesamte geistige und körperliche Verfassung von Bedeutung. Auch spielt hier die
Flexibilität einerseits, aber auch die Stabilität andererseits

eine große Rolle. Ist dieses Gleichgewicht nicht im Einklang, kommt es zu körperlichen Beschwerden und zu psychischen Entgleisungen oder Überbelastungen.

Der Satz: „Nimm die Dinge wichtig, aber nie zu ernst, " kann helfen, die Durchlässigkeit zu fördern und das Gleichgewicht für die innere Balance wieder herzustellen."

5. Brustwirbelpunkt

„Der Brustwirbelpunkt liegt zwischen dem 7. Halswirbelkörper und dem 1. Brustwirbelkörper. Hier kreuzen 2 Yangbahnen. Dieser Punkt ist, ebenso wie das Lebenstor, medizinisch ein auffälliges Gebiet. Durch vor allen Dingen Schulter- und Nackenverspannungen kommt es zu Halswirbelsäulenbeschwerden, Kopfschmerzen oder auch zum Schulter-Arm-Syndrom.

Der sogenannte „Witwenbuckel" weist darauf hin, dass sich hier Emotionen, wie zum Beispiel Kummer und Trauer, manifestieren können. Aber auch ein Überlastungssyndrom und Angst, die einem im Nacken steckt, sind hier zu finden und führen zu vielfältigen geistigen oder seelischen Blockaden.

Unbewusst werden die Schultern krampfartig hochgezogen, es kommt zur Verspannung und dann zum Hartspann der Muskulatur. Deshalb muss man sehr geduldig üben, sich entspannen, damit sich die Muskulatur lösen und das Qi fließen lassen kann. Die Schultern in die entkrampfte Senkung bringen, damit die geistig seelischen Lasten symbolisch gedanklich für eine Weile herunterrutschen können.

Es kommt darauf an, ein sinnliches Gespür zu entwickeln, wie es sich anfühlt, wenigstens für eine Zeit lang ohne Sorgen, Kummer und erdrückenden Aufgaben zu sein. Man wird frei und beschwingt, wie ein sorgloses Kind, das über eine Blumenwiese hüpft. So kann man sich innerlich frei fühlen und mit äußeren Fesseln leben.

Dieser Punkt ist die erste Herausforderung, Schritte der Veränderung zu unternehmen. Kann das Qi hier ungebremst fließen, kommt es zur Verbindung zwischen Kopf und Körper. Nur so können ständige Müdigkeit, allgemeines Unwohlsein, Gereiztheit, Verstimmungen, Selbstzweifel und schließlich Krankheit bekämpft werden.

Mit den Schultern sind die Arme und Hände verbunden. Bei gutem Qi-Fluss kann man wieder lernen, zuzupacken um Dinge in den Griff zu bekommen. Man wird ruhiger und das Selbstvertrauen wächst. Auch die Haltung wird aufrechter und ich werde offener mir selbst und den Mitmenschen gegenüber sein.

Es wird gut tun, diese Freiheit zu spüren."

6.   Jadekissen

„Der Jadekissen befindet sich im Bereich des Hinterhauptes, die Stelle, die in Rückenlage aufliegt. Es ist kein Punkt, sondern ein Gebiet, wie ein kleines Kissen, wie der Name schon sagt. Hier spürt man den Knochen des Hinterhauptes. Wir in der Inneren Nichtwelt sowie auch die in der Außenwelt sind der Ansicht, dass das Altern im Hinterkopf beginnt. In außenweltlichen anderen Ländern wird behauptet, dass 3 Schläge auf den Hinterkopf das Denkvermögen erhöhen würden.

Der Kopf gehört bereits zu einer höheren Ebene des Erlebens, das Körperliche wird verlassen und hier sind es Gedanken und Glaubenssätze, die konditionierend einengen. Die Beschäftigung mit der Kindheit, den Eltern, der Erziehung, mit der außenweltlichen Schule, mit Werten und Normen wird unerlässlich. Hier wird mir bewusst, welche Tugenden ich bis jetzt befolgen musste und befolgt habe.

Zum ersten Mal bemerke ich, dass ich das Resultat der wechselseitigen Erziehung meiner Eltern und Ahnen bin. Gutes, wie aber auch ungutes, wird von Generation zu Generation weitergegeben. Ich muss die sogenannten Übel mittragen, an denen ich unmittelbar gar nicht beteiligt bin. Es sind Urschulden, von denen man sich wenn möglich reinigend lösen sollte –

So werden neue moralische Werte und Normen entstehen können, was die Möglichkeit schafft, sich von einengenden Dingen zu befreien. Hier hilft es auch besonders, mit dem Herzen zu lächeln, denn darin liegt Verständnis für die vergangene Generation in demütiger Vergebung und im klärenden Verzeihen."

7. Scheitelpunkt

Der Scheitelpunkt ist der oberste Punkt des Kopfes. Es ist die Komplementärstelle des Dammpunktes; hier herrscht eine absolute Konzentration von Yang-Energie. Es ist der hellste und leuchtendste Punkt des Körpers. Man spricht auch vom Himmelstor und von der Verbindung zum Kosmos.

Wenn es gelingt, den Scheitelpunkt durchlässig zu machen, stellt sich eine unendliche Weite und Größe ein, die man in dieser Form wahrscheinlich noch nicht kennengelernt hat. Hierbei sind jetzt Gelassenheit und Zulassen gefragt, das sogenannte Wu-Wei-Prinzip. Die Dinge geschehen- nicht eingreifen, vertrauensvoll empfinden- und Sein lassen.

Das allzu verstandesmäßige wissen wollen, sollte jetzt in den Hintergrund treten – die Antworten wären zu begrenzt. Das sinnlich Weite und Große könnte sich nicht genügend entfalten, es wäre zu sehr eingeengt. Ein neues Gefühl entsteht, um mit dem Kosmos in Kontakt zu treten. Zuversichtlich die Dinge geschehen lassen und Erstaunliches, noch nie Dagewesenes wird sich zeigen können."

8.   Oberes Dantian

„Das obere Dantian liegt zwischen den Augenbrauen an der Nasenwurzel, bekannt aus der außenweltlich indischen Mythologie. Es ist der dritte Punkt am Kopf und versteht sich als eine besondere Pforte, denn sie steht mit geistigen und intuitiven Fähigkeiten in Verbindung.

Die Durchlässigkeit dieser Region ist die Voraussetzung für die Weitsichtigkeit, Dinge im Voraus zu erkennen und wahrzunehmen. Von hier aus geht Kühle und Klarheit in den Kopf, um Entscheidungen optimal zu treffen oder blitzschnell reagieren zu können.

Besonders Alkohol lässt das obere Dantian im Trüben, die Gedanken werden wirr, deshalb sollte man bei der Praxis der Qi-Arbeit auf diese Mittel verzichten. Die Pforte ist der oberste Qi-Speicher, es ist das Feinstoffliche, das hier eingesammelt wird und den Menschen auf andere Ebenen bringt, weil er erst einengendes, Belastendes oder engstirnig Machendes abzulegen lernt.

Dieser Punkt dient der Vervollkommnung, einer ständigen Weiterentwicklung seiner selbst und verhindert ein Stehenbleiben eigener Ansichten und bringt die Zuversicht, dass es immer wieder neue Wege gibt, die es sich lohnt zu gehen."

9.   Mittleres Dantian

„Das mittlere Dantian liegt auf dem Brustbein, zwischen den Brustwarzen. Dieser Bereich ist der mittlere Energiespeicher und wird als „Meisterpunkt der Energie" gesehen. Er steht mit Herz, Lunge, Leber und ferner auch mit Milz und Magen in Verbindung. Es ist ein Ort der Emotionen. Hier erkennt man deutlich die psychosomatischen Zusammenhänge.

Bei viel Ärger zum Beispiel kann es zur Magenschleimhautent-
zündung oder sogar zu Magengeschwüren kommen. Angst
kann mir die Luft nehmen und Trauer und Enttäuschung bre-
chen mir das Herz. Belastende Gefühle sind ebenso gesund-
heitsschädlich wie zum Beispiel Krebs oder andere schwere
Erkrankungen.

Im mittleren Dantian findet man häufig schwerwiegende Blockaden und Stauungen. Oft sind es Gefühle, die noch gar nicht
verarbeitet wurden oder die noch aus der Kindheit stammen
und im Unterbewusstsein weiterleben. Es ist deshalb nicht
leicht, diesen Punkt durchgängig zu machen, denn die Umstän-
de der Blockade müssen erst einmal ins Bewusstsein treten.

So braucht man viel Geduld mit sich selber. Nicht mit Verzweif-
lung oder Wut wird man „lösen" können, sondern durch demüti-
ges Anerkennen, was ist, durch Annehmen und sich öffnen.
Alles, was man nicht braucht, ausfließen lassen. Das gilt für die
Gegenwart und die neuen unguten Gefühle, die sich anhäufen
wollen, wie auch für die Vergangenheit.

Altes abfließen lassen, sich entledigen, sich befreien, loslassen.

**Es liegt in der Hand der Menschen, ihren Körper, ihren
Geist und ihre Seele grundlegend kräftig zu halten. Für die
Außenweltlichen Menschen gehören dazu ihre Ess- und
Schlafgewohnheiten, ihre Arbeitsweise, der Umgang mit
Trauer, Enttäuschung, Wut, Neid, Missgunst und Eifer-
sucht. Stets sollten sie aufmerksam und behutsam und
liebevoll mit sich umgehen, sich wertschätzen, achten und
respektieren, damit sie auch andere wertschätzen, achten
und respektieren können."** Eine neue Sichtweise ergibt neue
Erkenntnisse und damit auch neue Begriffserklärungen, die

nicht mehr konform mit der ehemaligen rationellen Betrachtungsweise einhergehen können.

Diese neue Ansicht wird für die einstige Sicht unverständig, unerklärbar und weil nicht passend, für das Verständnisschema weiterhin unsichtbar."

Sa-niye die Tochter des Dorfvorstehers

Meister Sel-yang hielt für eine Weile inne, und mit forderndem Herzen und geneigtem Blick sprach er sodann in die bedächtige Runde:

„Zur Verinnerlichung und Festigung dieses bisherig über den kleinen Kreislauf gesagten, lasst uns gemeinsam die Ursprungslaute tönen." Des Jungmeisters Stimme erklang mit einer vibrierenden Verbindung mit den äußeren kosmischen Klängen des an unserem Lager vorbeifließenden Flusses und vermischte sich alsbald mit den unsrigen Tönen der mit einstimmenden Novizen "AOUM".
Diese, von unserer kleinen Gemeinschaft getönten, Ursprungslaute festigten unseren gebildeten Menschenkreis und brachten unsere Seelen in Vertrauen nochmals um einiges in Freudiger Bindung gleichfalls auch mit der uns umgebenden und schützenden Natur näher und ließen uns mit ihr eins werden.
Von behütenden und schutzgebenden Platanenbäumen weitreichend umringt, saßen wir in unserem kleine, energetischen Kreislauf inmitten dieses uns paradiesisch prachtvoll umblühenden Gartens und beendeten unsere Übung mit den rituell erfahrenen, vorgeschriebenen abschließenden Handlungen.
Zu all erst wurden in nunmehr vorhandener Aufmerksamkeit die Hände mit den Handinnenflächen gegeneinander aufgestellt und sachte in einen Einklang mit dem Rauschen der großen

Platanenbaumblätter bringend, aneinander gerieben, um so die sich in den Handinnenflächen befindenden Menschenpforten zu öffnen.

Sodann legten wir unsere erwärmten Hände massierend auf das Gesicht und verteilten die erweckten Energien an die sich im Gesicht befindlichen Anfangs- und Endpunkte wichtiger Meridiane. Schließlich massierten wir zur Aktivierung aller Meridiane, die über den Schädel verlaufen, mit den Fingerkuppen kräftig und nachdrücklich von der Stirn und den Schläfen beginnend, unsere Kopfhaut, bevor wir alsbald nach der Methode der tausend Trommeln den gesamten Kopf gleichfalls von der Stirn beginnend bis zum Hinterkopf zu klopfen begannen;
Dieses Klopfen des Kopfes bewirke ein weiteres Öffnen und aktiviere das Himmelstor, um Qi aus dem Kosmos aufzunehmen. Hiernach wurden die Ohren - die in der traditionellen außenweltlichen chinesischen Medizin mit der Form eines Fötus verglichen wurden und demzufolge mit wichtigen Organpunkten übersät sind – kräftig, um eben diese wichtigen Organpunkte zu aktivieren, von oben nach unten massiert.

Um der Steifheit im Nacken vorzubeugen und um den Alterungsprozess zu entschleunigen, wird der Hals um den Bereich des einen prominenten Wirbels und seiner Umgebung am Nacken abwechselnd mit beiden Händen und mit weit nach hinten genommenen Ellbogen gerieben.

Wir waren zurzeit bei der letzten stillen Abschlussübung „der Kranich nimmt das Wasser auf", als ich einen für unsere Umgebung außernatürlichen kosmischen Klang bis zum Grunde meiner frisch aktivierten Ohren vernahm
„Brüder, hört ihr es auch, diesen außernatürlichen fremden Klang, der sich zwischen die kosmischen Laute der uns umgebenden Natur vermischt?"
Ab gleich richteten sie alle ihre bewusste Aufmerksamkeit mit leicht in die verschiedensten Himmelrichtungen zugeneigten Oberkörpern und hin lauschenden Ohren nach diesem von mir wahrgenommenen fremden Klang.

Der Jungmeister sprach nach einer kurzen Weile erklärend in die Runde:

„Es sind die Füße eines leichten Fremden, der sich uns vorsichtig und neugierig nähert - wir haben vermutlich nichts zu befürchten. So erwarten wir alle gemeinsam in unserem Rund und ohne weitere besondere, den Fremden möglicherweise verschreckenden, Aktion, diesen unseren neugierigen Besucher."

Novize Pau-Lu hielt seine erhobene Handfläche in die Höhe;

„Brüder, mir fiel so grad ein Regentropfen auf meine Hand."

Bevor irgendwer aus unserer Runde Pau-Lu etwas entgegnen konnte, schwang eine fremde, unbekannte, sehr weiche Stimme in unseren Kreis hinein; **"In der Tat ehrwürdige Herren. Es wird sicher alsbald naturgemäß an diesem Orte ein üblicher kräftiger Regenfall zu erwarten sein..."**

Wir waren sogleich von dieser weichen und fast zarten Stimme und viel mehr noch, als wir die der weichen Stimme dazugehörige, in ein wallendes Gewand gekleidete, langhaarige weibliche Person wahrnahmen, in einen bewundernden Bann gefallen;

„Ich bin Sa-niye, die Tochter des Dorfvorstehers der Stoffweber und wurde losgesandt, um mich eurer Gefolgschaft anzuschließen und euch geradewegs ohne jegliche Umwege in unser Dorf zu geleiten"

Die Tochter des Dorfvorstehers der Stoffwebergemeinde war eine junge, gebildete Frau und verstand sich wohl mit den üblichen Gepflogenheiten der Mönche, und abgleich führte sie mit einer unnachahmlichen Grazie zur Ehrerbietung an unsere kleine Mönchsgesellschaft den erweiterten Erdengruß aus und begrüßte damit in einem Kreisbogen mit lächelnden Augen unseren gesamten anwesenden Rund, und bevor sie den erweiterten Erdengruß beenden konnte, vermehrten sich die herabfallenden Regentropfen zu einem für diesen Ort wohl üblichen Regenschauer.

Sa-niye fand, inmitten des einsetzenden Regenschauers stehend, sichtlich Gefallen an der anmutigen Bewegungsform des erweiterten Erdengrußes, und so wandelte sich der ehemals Clanzugehörigkeit vermittelnde Erdengruß durch die grazile Anmut Sa-niyes in unseren jungen Augen zu einem unsere gebannten Herzen zum Hüpfen bringenden Regentanz. Die Tochter des Dorfvorstehers, die in ihrer Lieblichkeit und mit ungekannter Anmut mit nass wallenden Haaren den weiteren unaufhörlichen Regentropfen auszuweichen versuchte, obwohl mehr als die Hälfte ihres müde flatternden dünnen Gewandes bereits durchnässt ward, genoss in einem übergekommenen Bewegungsglück in Verbindung mit der Natur als ihrem Tanzpartner ihren Regentanz auf der Bühne dieses natürlichen Ortes.

Novize Wik-to war es, dem als erster der besondere Reiz dieser Situation auffiel;

„Brüder, säuselte er erneut in Ergriffenheit stehend;

Meinen Augen präsentiert sich mir etwas Unerhörtes"

Jungmeister Sel-yang gebot Novize Wik-to, inne zu halten

„Wir sehen es alle", erklärte er, und zu der Tochter des Dorfvorstehers zugewandt, rief der Jungmeister, in unmissverständlicher Deutlichkeit auf ihr durchnässtes Gewand deutend: **"Verehrte Sa-niye, wir sollten, um nicht vollständig zu durchweichen, Schutz unter den großen Blättern der Platanen suchen, bis sich der Regenschauer verflüchtigt hat"** und deutete mit seinem Bambusstock auf eine in der Nähe günstig stehende große Platane. Sa-niye, als gebildete Tochter eines Dorfvorstehers und vertraut mit diplomatischer Gesprächsführung, verstand den Wink des Jungmeisters und beendete sogleich ihren anmutigen Regentanz, fuhr sich ordnend über ihre nassen, langen, schwarzen Haare, verschränkte ihre Arme vor ihrer durchnässten Brust und schritt mit einem betörenden Lächeln und wissend aufgeklärten Augen langsam an der Novizengruppe vorbei zur Schutz bietenden Platane.

Sobald unterstanden sie gemeinsam an dem vor dem Regenschauer Schutz bietenden Platanenbaum und betrachteten das sich ihnen von der Natur gebotene Schauspiel der herabtosenden Regentropfen sowie den wenigen dahinziehenden Wolken unterschiedlichster Größe und atmeten die damit verbundene, energetisch gereinigte Umgebungs-Essenz ein.

Novize Wik-to war es wiederum, der immer noch oder erneut in Ergriffenheit stehend, das Wort an die Tochter des Dorfvorstehers richtete und wissen wollte: "Verehrte Sa-niye, Ihr erweiterter Erdengruß, den sie zu einem himmlischen Regentanz wandelten, war erfüllt von außergewöhnlichster formvollendeter tänzerischer Anmut. Würdet Ihr mir Aufklärung darüber geben, woher Ihr diese berauschende, grundlegende Inspiration zugeeignet bekommen habt?"

Die Tochter des Dorfvorstehers strich vor ihrer Antwort ein letztes Mal ihre langen Haare zur Ordnung, blickte mit ihren leuchtenden Bernsteinaugen den sich an den Stamm der Platane anlehnenden Novizen Wik-to sanft an, und mit leichtem Lächeln antwortete sie so, dass alle anderen Anwesenden deutlich mithören konnten;

„Ein ehemaliger, aus eurem Tal der Nichtweltlichen angekommener Andermeister, der schon viele Lebenssommer in unserem Dorf der Stoffweber verbrachte, inspirierte mich seit frühester Jugend mit seiner Bewegungskunst des Tanzes des Lebens."

Als noch in der Ausbildung stehende Novizen nahmen wir alle doch wahr, wie der Jungmeister Sel-yang achtsam inne hielt und seine insbesondere Aufmerksamkeit auf die weiteren Ausführungen der Tochter des Dorfvorstehers richtete:

Nor-Ang und der Tanz des Lebens

„Aus dem urgründlichen Antrieb des Kosmos beseelt, streben wir in das Sein des Einklangs. Im Einklang sind wir eins. Wir richten uns endlich auf und sind zunächst im ursprünglichen Bestand. Durch das Bestehen kommen wir in die Haltung. Die Haltung bringt uns zum Dasein innerhalb des Seins. Dadurch sind wir. Wir sind zunächst eins mit uns selbst. Aus uns selbst heraus vereinen wir uns mit dem nächsten Umfeld. Dieses Umfeld erhält unser Bestehen zum Sein. Wir verstehen auf dem weiten Feld der uns ertragenden Erde.

Der Keim des Strebens nach Einklang trägt uns aus dem Verstehen heraus und bringt uns zum Sein in die Einheit mit dem Ganzen. Das Empfinden beginnt zu wirken und wir dehnen uns in die Welt des Seins hinein. Wir leben im Empfinden und wirken im Sein. Die Schwingungen der Erde formen eine universelle Melodie, die uns im Sein des Einklangs erreicht und zum Tanz des Lebens auffordert.

Vereint im Einklang erfreuen wir uns an dieser Aufforderung und zeigen unserem Wirkungskreis unsere Liebe zum Leben und betanzen die Erde. Das gesamte Leben an sich ist ein universeller Tanz. Selbst der uns tragende Weltenkörper, unsere Erdenwelt, tanzt in des Tanzes ursprünglichster Form. Sie kreist unermüdlich um sich herum.

Ein rhythmisches Schwingen erzeugt sich durch dieses Kreisen, und ihre Vibrationen durchdringen sowohl den Erdenkörper wie auch die Leiber der Erdenwesen. Somit ist diese Schwingung als Rhythmus des Lebens wahrlich in einem jeden physischen Leib in Bewegung und wartet mit größter Sehnsucht auf den irdischen Impuls, den Tanz des Lebens beginnen zu dürfen.

Nor-Ang war der Andermeister für die Bewegungskunst, die, dem irdischen Impuls folgend, aus dem Herzen entspringt. Was aus dem pulsierenden Herzen den direkten Weg nach außen in das wahrnehmbare Welteninnere findet, wird von allen pochenden Herzen in die Schleife des Gleichklangs aufgenommen. Die Botschaft des Herzens klingt in einem universellen Ton. Im Kosmos des organischen Körpers spricht das Herz eine Leben erhaltende Sprache, und ihr Ausdruck zeigt sich mit dem kosmischen Tanz des Lebens auf der universellen Bühne der irdischen Welt."

Somit beendete Sa-niye ihre Ausführungen über die Bewegungskunst des Andermeisters Nor-ang, und ihr Blick blieb mit einem Mal an dem Jungmeister nachdenklich haften; "Mir wird gewahr" , erläuterte sie schließlich, „dass Sie ehrwürdiger Meister, große Ähnlichkeit mit diesem Nor-ang aufweisen", und der Jungmeister mahnte daraufhin die gesamte Gesellschaft an, sich doch daran zu erinnern, dass sie im Grunde daran denken sollten, sich für ein Nachtlager vorzubereiten

Die Tochter des Dorfvorstehers deutete mit ihrer zarten Hand auf die weitergelegenen Höhen des Platanenwaldes;

„Etwas höher gelegen, finden wir alte, verlassene, trockene und mehrhin schutzgebende Bärenhöhlen, in denen wir ein Nachtlager errichten können. Ich führe uns nach dem Ende des Regens dort hin." Der Jungmeister bedankte sich im Namen aller Novizen ausnehmend herzlich bei Sa-niye und schlug zunächst vor, dass alle, solange der Regen anhielt, etwas näher zur Aufwärmung aneinander hinrücken sollten, um wegen der nassen Kleidung nicht auszukühlen.

Schließlich standen sie alle, wie eine Perlenkette in einer Linie nebeneinandergereiht, unter der erheblichen Schutz vor den Regentropfen gebenden Platane und erwarteten das Ende des dichten Schauers.

Fast unmerklich leise und sanft klangen die Regentropfen aus, und so bald verflüchtigten sich letztendlich die Regenwolken und klarte der Himmel auf und machte die Fortsetzung der Wanderung zu den verlassenen Bärenhöhlen auf die Höhen des Berges möglich. Zum späten Nachmittag hin, während unserer fortgesetzten Wanderung, wandelte sich die Atmosphäre der aufsteigenden Höhen um uns herum. Ein kaum wahrnehmbares, natürliches, plätscherndes Flüstern erhob sich von den Bergen der blühenden Bäume und steigerte sich mit jedem gegenwärtigen Schritt unserer Gruppe entgegen. Schließlich jedoch mischte sich heimlich und leise eine klare Flötenstimme in das unbestimmbare Wispern des seitlich an uns dahin rauschenden Gebirgsflusses und umhüllte in großer Wehmut unsere Herzen und erleuchtete unsere nach einer uns gemäßen Bärenhöhle suchenden Augen, bis wir letztendlich fündig für Herz und Auge wurden und Novize Tar-ik erst mit dem erlöschen des Nachtlagerfeuers in der gemäßen Bärenhöhle sein Flötenspiel ausklingen ließ.

Die Dunkelheit legte sich sobald wie eine wärmende dicke Decke auf uns, und das erloschene Feuer glomm in unserer Mitte
noch weit in die Unendlichkeit der dunklen Nacht hinein.
**"Kommt euch auch der Gedanke an den Funken des Le-
bens?"** flüsterte Novize Wik-to unbestimmt in den Kreis der
kleinen Gemeinschaft, während das restliche Glimmen des
Feuerholzes endgültig von der Nacht verschluckt wurde
**"Der Funke des Lebens gehört letztlich zu den Prinzipien
des Yin und Yang"** hörten wir die sinnige Antwort des Jungmeisters und es war schon fast erwünscht altmeisterlich, als er
so dann seine Ausführungen weiter fortführte und die meisten
von uns mit seinen Worten in den wohlverdienten Schlaf trug.
**„Zum Funken des Lebens gehören zwei Menschen, deren
Wege sich im Rahmen des existenziellen PENG kreuzen,
und sollte diese Gunst der Stunde als glückliche Fügung
anerkannt werden und dazu noch das richtige Wort an diesem richtigen Ort benutzt werden, dann kann etwas uner-
wartetes geschehen, und eine besondere Atmosphäre würde sich einstellen, die im Verbund mit Geist und Seele diese Feinstofflichkeit dieser Menschen klärend zur Ordnung
bringen würde"**
„Ehrwürdige Herren," meldete sich Sa-niye; **"die Nächte in
diesen Bergen auf diesen Höhen können zumeist überraschend kurz sein; so rege ich doch vielmehr an, uns die
nötige Schlafruhe zukommen zu lassen, damit wir morgen
Vormittag das Dorf der Stoffweber glücklich erwacht erreichen mögen." Der Jungmeister unterstrich energisch Sa-
niyes Vorschlag. "Novizen!? Hört auf die weisen Worte der
Tochter des Vorstehers!"**
Nach wenigen Atemzügen war die gesamte Wandergruppe in
einen erholsamen Schlaf hin gewechselt. Das morgendliche
Erwachen wurde von Novize Tar –ik mit einer samten tönenden
Melodie aus seiner Flöte eingeleitet. Der Wasserkessel für den
morgendlichen grünen Tee wurde von Novize Flo-ho über die
bereits flackernde Feuerstelle angebracht. An dem anschlie-
ßenden rituellen Morgengruß nahm auch die Tochter des Dorfvorstehers teil, kannte sie die rituellen Bewegungsformen des
Morgengrußes doch von dem Andermeister Nor- ang her.

Nach dem erfrischend kräftigenden gemeinsamen Tee, setzten sie ihre Wanderung allmählich Schritt für Schritt fort. Von der Spitze der Anhöhe des Berges über der Höhle, konnte das Tal der Stoffweber, das durch unzählige bunte Fahnenstangen umzäunt ward, an denen mehrfarbige Stoffe mit den aufgedruckten Erkennungssymbolen der Stoffweber sanft wehend hingen, bereits vorgeahnt werden;
„Nur eine kleine Weile noch, ehrwürdige Herren, und wir werden alsbald durch die Tore des Dorfes der Stoffweber hindurch wandeln"

ARAB der große

Die nächsten wenigen tausend Schritte vergingen fast unbemerkt, und tatsächlich erreichten wir mit glücklichem Gemüt das von bunten Fahnenstangen umsäumte Dorf der Stoffweber, das günstig gelegen an dem Leben spendenden Fluss der schwärmenden Fische angesiedelt worden war

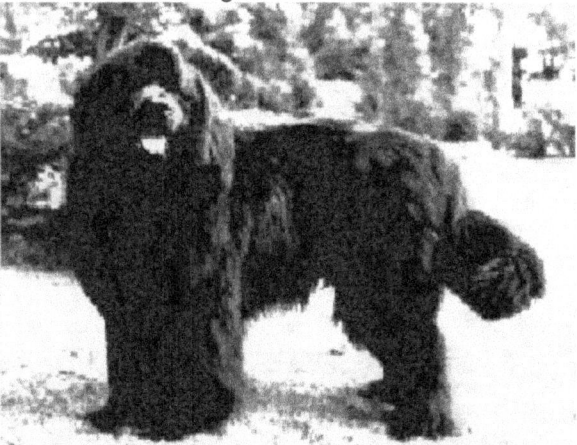

Novize Wik-to war es, der erneut etwas Ungewöhnliches zu sehen bemerkte; "Brüder, seht ihr es auch?" Am Eingang des Dorfes erwartet uns ein großer schwarzer Bär!?" Die Tochter des Dorfvorstehers begann daraufhin zu Lachen "Ehrwürdige Herren" beschwichtigte sie; „Das, was wir zu sehen

glauben ist nie und nimmer ein Bär... Das ist unser großer Arab. Arab ist unser Dorfwachhund, und er ist wahrlich groß und mit seinem dichten schwarzen Fell wirkt er auf Fremde sicherlich abschreckend wie ein echter schwarzer Bär, aber ihr braucht keine Befürchtungen haben, Arab ist äußerst Menschenlieb; davon werdet ihr euch sogleich überzeugen können.“

Erwartungsvoll näherten wir uns dem Eingangstor des Dorfes, vor dem die imposante, auf den ersten Blick von einem echten schwarzen Bären kaum zu unterscheidende Gestalt des Arab, des großen uns mit Neugier erwartete. Sa-niye lächelte und winkte zu Arab hin; "Arab, mein großer, hast du auf mich gewartet?“ Arab, der große begann daraufhin zu Sa-niye hin zu tänzeln und winselte sie anerkennend an ihrer Seite an und betrachtete mit seinen großen, runden dunklen Augen unsere ihm vorerst unbekannte Novizengruppe und stellte sich höflicherweise zunächst einmal mit einem mächtigen, durch Mark und Bein der Novizen gehenden Bellen vor und tapste unvermittelt schnüffelnd zwischen den einzelnen Novizen herum, um schließlich wie eingefroren und herzerweichend winselnd vor Novize Wik-to zu verharren.

Novize Wik-to blickte auf Augenhöhe in die dunklen Augen des Arab, des großen und fühlte sich zunehmend unbehaglich, wusste er doch nicht, was dieser bärengroße Wachhund dieses Dorfes von ihm erwartete. Selbst Sa-niye äußerte sich verwundert; "Arab? Was ist mit dir?“ Das ist Novize Wik-to, er gehört zu unseren neuen Freunden dieses Dorfes, es ist alles gut..“

Novize Wik-to war im Begriff, sein anfängliches Unbehagen auszuatmen als unvermittelt Arab der große sich auf seine Hinterbeine stellte und somit seine wahre bärenhafte Größe demonstrierte und seine mächtigen schwarzen Pfoten auf Wik-tos Brust und Schulter drückte und ihn so in den hinter ihm fließenden Fluss der schwärmenden Fische stieß. Novize Wik-to torkelte durch die kraftvolle Wucht der Pfoten Arabs des großen ein paar Schritte zurück, ehe er die Kontrolle über die Koordination seiner Schrittfolgen verlor und über die niedrige Böschung stolpernd rückwärts in den Fluss fiel

Mit dem zögernden Gelächter seiner Mitnovizen tauchte er nach einer kurzen Zeit des Untergangs aus dem Fluss auf und verharrte zunächst in gebeugter Haltung, aufgeregt, um sich, herumblickend, zum Schutz vor eventuellen weiteren menschenfreundlichen Attacken zu wappnen, und zu Sa-niye blickend rief er aus seiner betrübten Wasserstelle heraus „Ja, Arab, der große ein wahrhaftiger Menschenfreund..macht er derartiges mit allen Menschen, die er besonders ins Herz geschlossen hat?"

Sa-niye antwortete darauf zunächst nicht, war sie doch über diesen Vorfall selbst verwundert, so beschloss sie vorerst die Novizengruppe in den Trocknungshof, in dem die für das Tal der nicht weltlichen frisch angefertigten Stoffe lagerten, zu begleiten, um wenigstens diesen Teil der geschäftlichen Abmachung ohne Zwischenfall abzuwickeln, als ihr Blick auf den Ältesten des Dorfes, den weisen Dorfschamanen fiel, der sich ihr nachdenklich nähert, und sie bemerkte weiterhin, dass Arab, der große wiederum zu Novize Wik-to gelaufen sein musste und nun dabei war, ihn, knurrend am Ärmel seines Gewandes festgebissen, aus dem Fluss zu ziehen. Der Schamane verhielt neben Sa-niye und betrachtete das Geschehen um Arab und dem sich der Situation hingebenden, hilflosen Novizen; "Liebe Sa-niye" brummte der Schamane tief hintersinnig; "hinter diesem Vorfall verbirgt sich weitaus mehr Hintergründiges als wir zunächst zu ahnen imstande sind.." **"Was denkst du?"** wollte Sa-niye von dem Schamanen wissen, und dieser erklärte mit wissendem Blick **"Ich muss mit Arab und diesem Novizen eine Seelenzeromonie durchführen. Das scheint mir sehr angebracht"** begründete der Schamane, bevor sich zielstrebig Jungmeister Sel-yang zwischen sie stellte und zu Sa-niye gewandt, wissen wollte; **„Wo finde ich den Andermeister Norang? Es kann sein, dass dieser Andermeister mein älterer, verschollener Bruder ist."**

Die Zeremonie der Seelen

Bei dieser scheinbaren Möglichkeit um der Existenz des ver-
schollenen Bruders unseres Jungmeisters herrschte in unseren
Novizenreihen eine große Aufregung; waren wir doch nicht
minder als unser Jungmeister auf die Begegnung mit dem
Andermeister Nor-ang gespannt.

Zuvor jedoch hatten wir uns alle in den weiten Räumlichkeiten
des Dorfschamanen eingefunden und erwarteten die
Seelenzeromonie zwischen Arab, dem großen und dem Novizen Wik-to, der zunächst noch immer nicht begreifen konnte, in
was für eine Verstrickung er hineingeraten sein sollte;

Der Schamane werkelte an seinen schamanischen Vorberei-
tungen; aus vielen im Raum verteilten Räuchergefäßen waber-
ten, eine besondere Atmosphäre von Übersinnlichkeit erschaf-
fende, wohlduftende neblige Rauchschwaden empor und erfüll-
ten den Zeremonienraum und versetzten uns in eine außergewöhnlich erwartungsvolle Stimmung.

Der Schamane führte, zwischen Arab, dem großen und dem
Novizen Wik-to stehend, die beiden um einen in der Mitte des
Raumes stehenden steinernen Altar herum, auf dem brennende
Holzscheite aufgeschichtet waren und ließ die beiden schließlich vor dieser brennenden kleinen Feuerstelle gegenüber gestellt, stehen und ergriff eine hohl erklingende Rassel und begann mit einer außerordentlich tiefen Stimme einige Ursprungslaute zu tönen und gleichzeitig die hohlklingende Rassel zu
schütteln.

Novize Wik-to stand kerzengerade vor Arab, dem großen und
wagte nicht, dem bärenhaften Wachhund irgendeine Unsicher-
heit zu zeigen, während Arab ihn mit seinen großen, runden
dunklen Augen durch die rauchigen Nebelschwaden hindurch
immer noch bis an dessen zitternde Seele zu durchdringen
schien;

Das Tönen und die hohlklingende Rassel des Dorfschamanen
schien sich plötzlich in weite Ferne zu verflüchtigen; „Kosmische Klänge auf dem Grunde der Ohren ablegen", erinnerte er
sich schemenhaft an die Worte der ehrenwerten Ju-ta-Ha zur
Vorbereitung zu den einstimmenden Übungen für den kleinen

Kreislauf und geistig aus dem Dunstschleier der Rauchschwaden heraustretend, gewahrte Novize Wik-to noch festzustellen, dass er mit dem kleinen Kreislauf auf einer Ebene aber dennoch in eine andere Dimension der Zeit versetzt wurde und das ihn lediglich die großen, runden Augen des bärenhaften Arab weiterhin seine Seele berührend und durchdringend begleiteten.

Mit einem Mal waren sämtliche Rauchschwaden aufgelöst und verschwunden; lediglich der Wohlgeruch des außergewöhnlichen Duftes aus dem Zeremonienraum umwehte des Novizen Wik-tos Nase; die Umgebung hatte sich verändert, er befand sich am Fluss der schwärmenden Fische und erblickte am Böschungsrand des Flusses einen kleinen Babykorb, und instinktiv erkannte er, dass das sich im Korb befindliche Baby er selbst sein musste, während viele andere, lachend spielende Kinder mit ihrer ausgelassen konzentrierten Begeisterung um ihn herum waren, und mit all ihrer kindlichen Freude mit einem verspielten, kleinen, noch nicht so bärenhaft großen Arab tobten, bis dieser mit seiner rechten Flanke den Babykorb, in dem er sich als Baby befand, striff und diesen über den Rand der Böschung des Flusses kippte und ihn aus dem Korb gleitend in den Fluss hinein kugeln ließ, aber aufgrund der traditionellen Art und Weise wie er als ein Wickelkind mit dicken Decken und Tüchern umwickelt war, versank er als Säugling nicht in dem Fluss der schwärmenden Fische, sondern trieb lange obenauf flussabwärts, bis er die Region der Stoffweber gänzlich verlassen hatte. Bis dass der in schützende Decken umwickelte Zögling der Stoffweber vom Rande des Horizontes fiel, wurde er von den großen, runden trauernden Augen des zurzeit hilflosen und noch nicht so bärenhaft großen Arab begleitet.

Diese großen, runden dunklen Augen brachten Novize Wik-to wieder in die Gegenwart zurück in den rauchgeschwängerten Raum des Schamanen, in dem der bärenhafte Arab ihn noch immer mit treuen, großen runden Augen wiedererkennend betrachtete; „Ah mein Arab" rief da der nunmehr die Situation wahrnehmende Novize Wik-to; „nun begreife ich meine seltsamen Träume vom verloren Sein, und ich verstehe deinen Schmerz; Aber nun ist ja alles vorbei, schau doch, ich bin wieder hier, und du brauchst nicht mehr weiterhin deine behütende unschuldige Seele mit Schwere belasten. Es ist ja alles gut..."

Wir als restliche Novizengruppe wurden nun Zeugen einer schon lange fällig gewordenen Wiedervereinigung zwischen einem Wächterhund und seinem scheinbar verlorenen Schutzbefohlenen seiner Herdengruppe, deren Wächter er gewesen ist und durch den vermeintlichen Verlust lange sich schuldig fühlend, fast daran zerbrochen war.

Arab, der große scharwenzelte nun um Novize Wik-to herum, und dieser ward sichtlich befreit aufgrund dieser Entwicklung, die diese Seelenzeremonie des Schamanen bewirkt hatte und umarmte den bärenhaften Arab, derweil der Schamane noch immer seine hohle Rassel schüttelte, was für den Novizen Tarik eine Herausforderung war, seine Bambusflöte hervor zu holen, um ein paar seiner Flötentöne mit denen der Rassel des Schamanen vermischen zu lassen.

Der Jungmeister Sel-.yang schwang zu diesem Rhythmus des Duetts seinen Bambusstab und vertrieb mit seinen hingebungsvoll ausgeführten Aktionen die verbliebenen Rauchwolken aus dem weitläufigen Schamanenraum.

Als die Rauchwolken sich schwerelos zu verflüchtigen begannen, schälte sich aus der nunmehr frei werdenden Sicht neben der Tochter des Dorfvorstehers eine neue Gestalt heraus, die zuvor nicht in dem Raum des Schamanen anwesend gewesen war und uns Novizen im ersten Augenblick in Verwirrung stürzte. Obwohl der Jungmeister mittlerweile in der Mitte des Raumes noch seinen Bambusstab schwang, stand er aber dennoch neben der Tochter des Dorfvorstehers und brachte uns dadurch in Verwirrung

Novize Wik-to war es, der wiederum alle aufmerksam machte; **„Brüder, seht ihr es auch, und wie wollen wir uns dieses erklären?"**

Neben Sa-niye stand ein vermeintlich zweiter Jungmeister-etwas reifer und schmaler wirkend zwar- aber doch offensichtlich aus einer familiären Blutlinie abstammend **„Ehrwürdige Herren, darf ich euch den Andermeister aus eurem Tale der Nichtweltlichen und Zwillingsbruder eures Jungmeisters,**

den ehrwürdigen Nor-ang vorstellen?" unterbrach Sa-niye die vorherrschende Stille Verwirrung

Der Jungmeister Sel-yang beendete in Langsamkeit übergehend seine Stockübung und verharrte schließlich interessiert in der Formstellung des Skorpions und blickte zu der ihm gleichenden Gestalt neben Sa-niye und erkannte sich.

Auch der Andermeister erkannte sich zum Jungmeister blickend wie in einem Spiegel und beider Herzensblut geriet fast zeitgleich in eine freudige Erregung, und derweil ihnen das Herz bis zum Hals zu pochen schien, füllten sich ihre Zwillingsgleichen Augen mit seelischem Glanz, und die beiden Brüder fanden sich schließlich in einer zeitlosen, verbindenden Umarmung der nun erneuten Ganzheitlichkeit wieder.

Es kam zur Klärung, dass der Andermeister Nor-ang sich beim Kräutersammeln auf dem Berge der blühenden Platanen verloren hatte und tief von einem Abhang stürzend, in eine bodenlose, die Erinnerung einbüßende Ohnmacht gefallen war und sich auch im weiteren Verlauf nach seiner Ohnmacht nicht mehr an seine Abstammung an das Tal der Nichtweltlichen erinnern konnte. **„Dies ist heute ein wahrlich ganz besonderer Tag der Wiedervereinigung"** stellte Novize Wik-to allgemein für alle anwesenden fest; **„Zunächst die Entdeckung durch Arab dem großen, woher ich abstamme, und dann diese wunderbare Zusammenführung dieser beiden Zwillingsbrüder. Wir werden in unser Tal der Nichtweltlichen als eine große Überraschung mehr als nur einige bunte, bestellte Stoffe mitbringen..."**

Die Halle der Übungen

Die zittrigen Lichtfinger einer neuen Morgensonne spiegelten sich im dahinplätschernden Fluss der schwärmenden Fische am Tale der Nichtweltlichen. Mit der Frühe und dem ausklingenden Ton des geschlagenen Gong der Führung und dem nachhallenden Om des Ehrwürdigen Meister Og-lu, erhob sich vom Anfang des Horizonts auf dem Fluss der schwärmenden

Fische der schemenhafte, von der Morgensonne golden ange-
strahlte Umriss eines primitiven Wasserfahrzeuges, an dem die
wehende bunte Fahne der Nichtweltlichen angebracht war und
unter der etwa acht Personen mit überdimensionalen Bambus-
stäben das aus dicken Baumstämmen bestehende Wasserfahr-
zeug, das im Grunde ein Floß der Stoffweber war, mit weit aus-
holenden, schaufelnden Bewegungen in Fahrt und Spur hielten.
**„Wir erreichen sogleich die Anlegestelle an unserem
Strand"** gab Jungmeister Sel-yang der Tochter des Dorfvorstehers und seinem Zwillingsbruder Nor-ang kund.
Vom Fluss aus konnte die Besatzung des Floßes die Zusam-
menkunft aller im Tal der Gemeinde der Nichtweltlichen Lebenden bei der Ausführung des allmorgendlichen Rituals des Morgengrußes versammelt sehen - ebenso erblickten sie die vom
Berge des Gongs herabgestiegene ehrenwerte Ju-ta- Ha und
den Ehrwürdigen, die die zum Morgengruß versammelte Gemeinde der Nichtweltlichen zu den Übungen anleiteten und fast
schon am Ende ihrer Übungen des Morgengrußes angekommen waren.
Bestärkt durch die abendliche Euphorie der erstaunlichen Wie-
dervereinigungen, hatte sich die Novizengruppe intuitiv entschlossen, noch sogleich die vorherrschende sternenklare
Nacht auf dem direkten Flussweg für die Rückkehr zu nutzen.
Neben dem Andermeister Nor-ang hatte sich auch Sa-niye, die
Tochter des Dorfvorstehers, der Gruppe angeschlossen, und
mit erwartungsvoller Neugier und der jungen Sonne hinter ihrem Rücken, blickte sie der kommenden Ereignisse voraus, als
unvermittelt die Klänge wuchtiger Trommeln von resonanzstar-
ken Davuls und klangfrohen Djemben und hoch tönenden
Zurnas, den hierzu landestypischen Doppelrohrblattinstrumen-
ten mit trichterförmigen Schallbecher, die Luft erfüllend zu ihr
drangen und der Floßbesatzung melodienreich und wohllautend
verkündeten, dass sie wahrgenommen, anerkannt und willkommen waren.
Der Jungmeister wies daraufhin die paddelnden Novizen an,
die Fahrt des Floßes zu verlangsamen, damit sie mit der Been-
digung der frühmorgendlichen Übungen an der Anlegestelle
vorhalten konnten.

Derweil sie sich nunmehr der Anlegestelle mit langsamer Fahrt näherten, waren alsbald die morgendlichen Übungen des Morgengrußes abgeleistet und die nötigen Arbeitseinteilungen vorgenommen, und so konnten die Novizen um den Jungmeister und dem Andermeister die Gilde der Fischer bei ihrer Tätigkeit des Fischens beobachten; sie sahen dabei auch die unterschiedlichsten Arten des Fischens; Sie bewunderten die Geduld des herkömmlichen Fischers, der seine Angel mit einem gebräuchlich üblichen Köder weit ausholend in die Mitte des Flusses der schwärmenden Fische einwarf, und weiterhin mit Hochachtung begleiteten sie den Fischer, der bis an die Hüften im Fluss stehend, mit einem Holzspeer auf Fischfang gegangen war, während sie andererseits den Fischer, der da ebenfalls im Flusswasser stand und mit bloßen Händen Fische fing, als bravourös einstuften. Auch die Fischer, die mit der Reparatur verschlissener Fischernetze beauftragt waren, fanden ihre notwendige Beachtung. Novize Wik-to hingegen war zutiefst von einer großen Schwanenfamilie beeindruckt, die in entfernter Nähe ihren ureigensten Trieben folgte: „Seht doch, wie die Schwäne sich nach allen Himmelsrichtungen recken und strecken!" berichtete er in seiner bekannten Art in Ergriffenheit stehend: „Und wie majestätisch sie ihre Schnäbel strecken und ihre Flügel ausbreiten, um dann über das Wasser laufend den Absprung zum Flug in den Himmel zu finden, ist das nicht ein phantastischer Anblick, Brüder?"
In der Tat war es zumindest heute ein unbeschreiblich wundersamer Anblick, mit der musikalischen Begleitung der Zurnas, der Davuls und der Djemben, dem flatternden Aufstieg der Schwanenfamilie beizuwohnen. Für einen Augenblick teilten wir sogar die Ergriffenheit Wik-tos, bis uns ein verhaltendes Ruckeln des Floßes, da es an der Anlegestelle leicht angestoßen hatte, wieder in die vorherrschende Wirklichkeit holte.
Nach einem herzlichen Empfang durch die Nichtweltlichen und der Präsentation unseres Überraschungsgastes Nor-ang, der bei den verwandtschaftlichten Gemeindemitgliedern für viel Freude sorgte, wurden wir zu einem Rundgang durch die Gemeinde der Nichtweltlichen eingeladen, damit sich der lang Verschollene eventuell wieder seiner Herkunft erinnern möge,

und um der Tochter des Dorfvorstehers einen Überblick über die bauliche Struktur zu geben.

Als wir vor dem Eingangstor des Heiligtums zu der Halle der Übungen standen, auf dem in goldener Schrift der Grundlegendste aller Lehrsätze der Nichtweltlichen Gemeinde prangte, verblieb der Andermeister Nor-ang zögernd davor und murmelte, wehmütig auf die Inschrift deutend: **„Sehen, Nachmachen Können, Verstehen… Ich erinnere mich an diese Worte und den erweiterten Lehrsatz hierfür, 1 Jahr sehen, 2 Jahre nachmachen,3 Jahre können und 4 Jahre verstehen.“**

Weiter fügte er noch leicht lächelnd hinzu: **„Und ich erinnere mich auch an die Halle der Übungen; mussten mein Bruder Sel-yang und ich hier zum Zwecke der Disziplinierung wiederholt den weitläufigen Hallenboden auffegen.“** Der Jungmeister zog, sichtlich erfreut über die wiedereinsetzende Erinnerung seines Zwillingsbruders, das wuchtige Tor zur Halle der Übungen auf und gab allen den Anblick in das Innere der Halle der Übungen frei. Die Tochter des Dorfvorstehers hielt Angesichts des unerwarteten Glanzes, der ihr entgegen schillerte und aufgrund der Üppigkeit der vielfach bronzenen Einrichtung mit den aus Stein gehauenen, überlebensgroßen Formstellungsfiguren bestehenden und aus hochwertigem Bambus für den alltagsgebrauch angefertigten, rotgolden farbigen, funktionalen Möbeln in sorgsam angelegten Ruhezonen, an denen weiße Schautafeln mit Zeichnungen von Übungsabfolgen des Tai Qi Gong sowie weitere, in goldener Schrift verfasste Lehrsätze aufgestellt waren, den Atem an und musste sich vorerst diesen vorhandenen Schönheitssinn außergewöhnlich nichtweltlicher Pracht vergegenwärtigen.

„Dies ist ein Raum, in dem der Odem der Geheimlehre des Tai Qi Gong der Nichtweltlichen bis an die Seelenspitze erfühlbar ist" hauchte sie schließlich mit größter Demut zu Nor-ang, um nach einer gemeinsamen ehrfurchtsvollen Verneigung vor dem Altar Rüstems, dem der Überlieferung nach ältesten der Begründer der Gemeinde der Nichtweltlichen, weiter in die Tiefe der Halle voranzuschreiten, in der ein kräftig lodernder, vom Feuerschein erleuchteter und als magisch bezeichneter und bisher niemals erloschener Feuerkessel stand, der als Kreis

des Behütenden des Feuers bezeichnet wurde und den Novi-
zen als philosophische Lehrstätte bekannt war. Nor-ang, der
Jungmeister und Sa-niye, des Dorfvorstehers Tochter der
Stoffweber, schritten nebeneinander auf den Feuerkessel und
dem Kreis des Behütenden hinzu; „Erinnerst du dich an mein
Lied, dass ich seinerzeit für dich komponiert habe?" fragte der
Jungmeister mit aufkommender Euphorie an Nor-ang gewandt.
Aber dieser runzelte lediglich die Stirn, um anschließend den
Kopf verneinend hin und her zu drehen. Der Jungmeister ließ
sich jedoch nicht beirren und entgegnete; **„Nun denn, dann
darf ich euch allen dieses an meinen Bruder - der zu seiner
Zeit ein hervorragender Meister der Bewegungskunst des
Tanzes des Lebens gewesen ist - gewidmete Lied der Tän-
zer vortragen?"** und mit glücksseliger Stimme begann der
Jungmeister seine Huldigung an seinen großen Bruder mit
kraftvoller und Sehnsucht erweckender Stimmlage anzustim-
men

„Der Tänzer
die Musik hat ihn umzäunt und gleichzeitig so frei gemacht
und weil er tanzt und träumt hat sie ihm alles beigebracht
da seine Füße nie mehr still stehen wollen gibt er sich den Tönen
hin
er preist hier auf seine Art, er liebt nur sie und ihren Sinn
er zeigt der Melodie Ehrerbietung und dass er sie verstehen kann
hat sie vollends aufgedeckt und atmet wirklich jeden Klang
der Bass ergibt sein Herzenston, die Stimme zeichnet ihm das
Wesen
das Blut, der Schweiß und seine Augen, fließen, laufen, lesen

Das ist der Tänzer
Und allzeit wenn er tanzen kann
dann tanzt er euch in seinen Bann
der Tänzer ist Musikverliebt
in seinen Adern fließt der Beat

Doch eines Tages trifft es ihn, es gibt nur Schmerz so kurz vorm
Ziel

wohin der Traum, woher die Kraft, hat er es wirklich falsch gemacht?
Er liegt gebunden, voller Angst und kann sich nicht bewegen
da wo er verwurzelt war will sich nichts mehr regen
den Weg, den er gegangen ist, den gibt es jetzt nicht mehr
er sieht sich noch im Spiegel an, das tanzen fällt ihm so sehr
schwer
er will nicht auf die Leute hörn und wird jetzt aggressiv
so wird er bei sein'm Vater schwörn, die Welt um ihn scheint zu
naiv

Er war der Tänzer
und wenn er daran denkt
dann zieht es ihn in einen Bann
der Tänzer ist vom Beat getrennt
sodass er sich nicht erkennt

Die Gewalt hat ihn umzäunt und gleichzeitig so frei gemacht
und weil er kämpft und klagt hat er sich alles beigebracht
da seine Füße nicht fortwährend stehen solln gibt er sich dem
Training hin
entledigt sich hier auf seine Art der Angst mit einem Tritt ans
Kinn
er Zeigt der Ironie Anerkennung und das er sie verstehen kann
er hat sie vollends aufgedeckt und atmet jetzt als ganzer Mann
der Mut ergibt sein Herzenston die Stimme zeichnet neue Wege
Das Blut, der Schweiß in seinen Augen, der weg heraus aus dem
Gehege

Er wird zum Kämpfer
und immer wenn er Kämpfen kann
befreit er sich aus seinem Bann
der Kämpfer ist erfolgsfixiert
will wissen wie die Zukunft wird

Und eines Tages trifft es ihn, er merkt er ist schon lang am Ziel

er fasst sein Traum und hat die Kraft, er spürt jetzt wie sein Herz
erwacht
er liegt geschunden, ohne Angst und will sich jetzt bewegen
er geht raus und stellt sich in den regen
den Weg den er jetzt gehen wird, wird So viel mehr
die Musik aus seiner Seele strömt umher
die Kraft in seinem Herzenston, sein übermenschlich starkes Wesen
Das Blut, der Schweiß und seine Augen, kämpfen, tanzen, sehen

Er ist der Tänzer und immer wenn er tanzen kann dann tanzt er
heute ohne Zwang der Tänzer ist musikverliebt und Tanzen
wird zu seinem Beat"

Sa-niye verhielt neben Nor-ang, der abrupt stehengeblieben
war um sich zu seinem kleineren Zwillingsbruder zuzuwenden,
um mit rauchiger Stimme zu antworten: „Sel-yang, ich erinnere
mich an dein Lied und sogar an noch viel mehr, dein Lied so-
eben öffnete in mir die verschlossenen Schleusentore der Erinnerung, und ich fließe gerade mit all den überschäumenden
Erinnerungen über und vor allem fällt mir auch der eine Lehrsatz, den uns unser Vater immer vortrug ein; werde biegsam
und weich, wie eine Pflanze, der Erde zugehörig und doch nicht
an sie gebunden mit jedweder Begierde... Du bist der Mittelpunkt, von dir geht das Universum aus..."
Des Jungmeisters Augen füllten sich mit seelischem Glanz; „Ja,
du bist wieder zurück, mein Bruder, komm in meine dich lang
vermissten Arme."
Wie sich so die wiedergefundenen Brüder in höchster Emotion
in den Armen lagen, wurde des Dorfvorstehers Tochter von
dieser Geschwisterlichen Liebe derart mitgerissen, dass auch
sie einem inneren Impuls nachgebend, und gleichfalls ihrer
Augen seelischen Glanz nicht verbergen könnend, sich in diese
Umarmung mit einreihen musste.

Die Bücher des Wissens

„Empfindet und Seid" bemerkte Novize Pau-lu, dem die Freude
über die wiedereingesetzte Erinnerung Nor-angs genau wie den
anderen Novizen, unverkennbar mit seelischem Glanz ins Gesicht geschrieben war. Des Dorfvorstehers Tochter war es nun,
die, durch ihren seelischen Glanz leicht betrübten Blick hindurch, etwas abseits von ihnen stehend, ihr neues Interesse
weckendes entdeckte. Sie deutete mit ihrem zierlichen Arm
anmutig aus der Umarmung zwischen den beiden Brüdern
hindurch und richtete ihren rechten Zeigefinger auf ein von
einem flackernden Feuerschein umspieltes, rotgoldenes gewal-
tiges Bücherregal **„Was sind das für Bücher?"** fragte sie sogleich in die vorherrschende runde Stille

Jungmeister Sel-yang war es, der voller Stolz und leuchtenden
Augen zu antworten wusste: **"Das sind die Bücher des Wissens, dieses Regal bewahrt bis zurück zu Rystem - dem
Begründer unserer Gemeinde der nichtweltlichen - all die
bemerkenswerten Geschehnisse und Erzählungen über
unser Tal der Gemeinde der Nichtweltlichen. Ebenso sind
in diesen Büchern alle unsere Geheimnisse der im Laufe
der Jahrhunderte erwirkten Übungssequenzen für unsere
beispiellosen Körper- und Geistesübungen benannt und
aufgelistet behütet."**

Der Jungmeister griff sich, nach dem sie sich dem wuchtigen,
Jahrhunderte alten Regal genähert hatten, scheinbar wahllos
einen der in Leder umwickelten Buchbände heraus und hielt
das gute Stück in die Runde **„Schaut doch. Das ist unser
Übersichtsbuch mit den Inhalten über unsere Prinzipien,
Techniken und all unseren Körperübungen zur Vitalisie-
rung und Harmonisierung der Lebenskräfte! Allesamt auf-
zählend schriftlich festgehalten von unseren ehemaligen
ehrwürdigen Andermeistern und ehrenwerten
Andermeisterinnen..."** Sobald ward der Jungmeister von allen
interessierten Novizen umringt, und Novize Wikto war es wiederum, der ausprach was grundsätzlich alle interessierte: „Dürfen

wir vorab einen Blick auf den uns bevorstehenden inhaltlichen Ausbildungs-Rahmen werfen und uns informieren, was uns noch alles Gutes erwartet?" Der Jungmeister verhielt in seiner ihn auszeichnenden stoischen Ruhe und las bereits aus den übersichtlichen Inhalten des Rahmenprogrammes heraus:

„Die Formen der Meditation,

Außenweltliche und nichtweltliche Meditation,

Bewußtseinsmodelle in der Tradition ehemaliger Andermeister

Die Lehren vom Sinn und Leben

Die Konzepte zur Inneren Besinnung und zur Harmonie mit der Natur und zur Bildung der Gewaltlosigkeit im Umgang mit sich und den Mitmenschen

Das Wissen um die unterschiedlichen Wahrheiten." Derweil der Jungmeister die hauptsächlich wichtigsten Auszüge der Inhalte aus dem Buch der Übersichten erwähnte, deutete er der in einem Rund um ihn stehenden Gruppe zu, dass sie sich auf die in der Nähe befindlichen, rotgolden farbigen Sitzkissen setzen sollten. „Nun, was die Formen der Meditation angeht, so darf ich euch zunächst mitteilen, dass der Meditationsweg der Gemeinde der Nichtweltlichen verschiedene Zweige beinhaltet, die nicht unbedingt voneinander getrennt werden können. Da gibt es den äußeren Hauptzweig der Meditation, zu dem die Methode der Kampfkunst gezählt wird wie auch die inneren Bewegungsübungen des Tai Chi. Weiterhin gehören dazu die inneren Übungen des Stillen Qi-Gong

Als sie die Halle der Übungen verließen, drückte der Jungmeister das mächtige Ausgangstor hinter sich mit der verabschiedenden goldenen Inschrift „Lebet im Empfinden" mit einem gewaltigen bronzenen Riegel zu, und sie erblickten vor sich die

Ehrenwerte und den Ehrwürdigen beieinander stehend, sie in der Haltung des Erdengrußes erwartend:

„Willkommen zurück in unserer Gemeinde, ehrwürdige Herren Novizen; Jungmeister Sel-yang, gleichwohl Euch, Jungmeister Nor-ang, erbeten wir ein vom Herzen geführtes Willkommen nach all der langen Zeit; Friede für Euch, des Dorfvorstehers Tochter; mit dem Besuch der Halle der Übungen ward ihr in einem unserer heiligsten Orte hier im Tale der Nichtweltlichen, und ihr habt all die Dinge sehen dürfen, die die weltlichen üblicherweise nicht zu sehen bekommen. Ihr habt Rystems Altar sehen dürfen, der aus dem ältesten der Steine aus dem Wald des Gedenkens von dem seinerzeit namenlosen Novizen, der als Gewaltigster unter den Starken unserer Gemeinde galt, geformt wurde und bis heute Namenlos geblieben ist; erhalten ist uns sein überliefertes, erfahrungsreiches Erlebnis einer Begegnung mit dem ehrwürdigen Gründervater Rystem, das in etwa folgendermaßen weitergegeben wird:

Der gewaltigste unter den Starken

Unser namenloser Novize, der Edle und Besonnene, hat, wie viele andere Novizen aus dem Kreise des Behütenden des Feuers, seine ihn stärkende Ruhe im Inneren seines Wesens erst durch die belehrend erziehende Form durch die Erfahrung der selbständig gewünschten Konfrontation erhalten.

Vor dieser Zeit war seine Natur zügellos, wild und kriegerisch, er, stets bereit jede Herausforderung seiner gleichaltrigen Novizen Mitanwärter- für den Stand des Jungmeisters im Kreise des Behütenden des Feuers- anzunehmen, oder um selbst zu fordern und Aufgaben zu stellen, war, trotzdem er unzählige Wettbewerbe im Kampf mit dem Stockschwert, der Lanze oder der waffenlosen Verteidigung als unbestrittener Sieger verlassen hatte, unzufrieden

So trat er nach sorgfältiger Überlegung in den Kreis des Behütenden des Feuers und war sogleich - wie jedes Mal - vom magischen - angeblich seit der Gründung des Kreises durch die Urväter im Feuerkessel - niemals erloschenen Feuer fasziniert. Die Stimme des Behütenden löste ihn aus seinem leichten Bann, in den ein jeder bei dem Anblick dieses magischen Feuers verfiel. „Was führt dich zu mir mein junger Löwe? Dein Blick in das Feuer zeichnet Unzufriedenheit?"

Der junge Novize bestätigte und versuchte sogleich die impulsgebenden Gedanken seiner Unzufriedenheit zu schildern. „Ich habe schon viele wettbewerbliche Kunstkämpfe mit meinen Mitanwärtern gefochten; stets war ich der siegreiche, der stärkere und viele der älteren aus unserem Kreise nennen mich den stärksten seit Gedenken und Erzählungen überlieferter anderer vergangener Starken.

Jedoch fühle ich hierbei noch meine Grenze nicht, ich weiß nicht, wie weit meine Kraft reicht und wo sie ihres gleichen findet."

Unser namenloser Novize blickte durch das beruhigende Feuer zum weisen Behütenden.

„Ich möchte verstehen, wie weit meine Stärke reicht, gibt es innerhalb unseres Kreises jemanden, der mir einen verständigen Vergleich bieten kann?"

Der Behütende des Feuers antwortete einen kurzen Moment nicht, dann lachte er und näherte sich dem kleinen Novizen, den man aufgrund seiner jungen, aber außergewöhnlichen Stärke den Löwen nannte. „Es ist an der Zeit, mein junger Löwe, dass du Erkenntnisse einsiehst, die deinen Geist erweiternd erfahren lassen, was Kraft und Stärke bedeutungsvoll aussagen lassen können. Es gibt da wohl jemanden, der dir Rede und Antwort zur Zufriedenheit stehen kann." Der Behütende lachte erneut und klopfte dem Novizen auf die schwere Schulter. „Er gehört zu den Vorfahren unserer Gründerväter des Kreises des behütenden des Feuers."

Unser Novize übersah aber nicht das unvermeidlich einer möglichen Begegnung entgegenstehende Zeitproblem. „Dieser Vorfahre, er muss doch sicherlich Jahrhunderte alt sein, wenn nicht, gar nicht mehr unter den Lebenden?" Der weise Behütende bejahte, lachte aber nicht. „Aber dann, wie soll ich mich mit einem verstorbenen… messen?" Der kleine Novize, der Löwe, befand sich vor dem Sturz in die Tiefe der Verwirrung. „Du gehst zu ihm hin", antwortete der Behütende. „Du findest ihn im heiligen Wald der ewigen Gedenkstätte.."

„Aber.."

„Du rufst nach ihm, er heißt Rystem. "Der Behütende des Feuers senkte sein Haupt zum Novizen heran. „Er wird aufwachen und kommen, wenn du lange genug rufst. Aber gehe nicht hinein in den heiligen Wald, davor, vor den Mauern der Gedenkstätte der heiligen Steine, rufst du seinen Namen, Rystem."

„Bei allen himmlischen Mächten.."

„Du möchtest es doch wissen, mein junger Löwe, wo ist nunmehr euer Mut, die Bereitschaft für die Herausforderung?" Nun lachte der Behütende erneut und ließ den Novizen am Rande der Verwirrung zurück, indem er in die vertraute Meditation des kleinen Kreislaufs versank und seine Gedanken mit dem magischen Feuer der Ahnen verschmelzen lassen ließ.

Unser Novize löste seinen Blick von dem nun schweigenden Behüter des Feuers und trat aus dem Kreis, und während er über das weiche Gras schritt, wandelten seine Gedanken um die Worte des Behütenden.

Hatte er sich als angehender Jungmeister mit seinem Wunsch töricht und kindisch verhalten und war deshalb vom Behüter aufgezogen worden? Unser Novize war in der Absicht, all seine Gedanken, betreffend seiner Unzufriedenheit, zu verwerfen, als er in seinen Erinnerungen feststellen konnte, dass der Behütende niemals nur die überzeugende bedeutungsvolle Wahrheit den Worten überlassen wissen mochte. Konnte also an seiner Geschichte über Rystem etwas tatsächlich Wahres sein?

Den heiligen Wald der ewigen Gedenkstätte gab es wirklich und somit hatte unser Novize der Löwe seinen Mut wieder entdeckt und um der Klarheit willen, einen Entschluss gefasst

Also stand er vor dem besagten Wald, der von einer hüfthohen steinernen Mauer umgeben wurde, und nachdem er den Eingang zur Gedenkstätte an der Mauer gefunden hatte, wartete er sich zunächst unauffällig gebend davor, bevor er sich dazu entscheiden wollte, in einen Wald der Gedenkstätte für Verstorbene hinein zu rufen, musste er doch zuvor nach allen Seiten einen absichernden Blick werfen, um sich vor zufälligen Beobachtern nicht der Lächerlichkeit preiszugeben.

„Rystem!"

Nachdem er eine geraume Weile den Namen ausgerufen hatte und sich in dem Wald der Ahnen nichts regen wollte, wandte er sich ab und war gerade dabei, sich als Narren bestätigt zu wissen.

Als es den zweiten Schritt zu setzen galt, bebte die Erde unter den Füßen des Novizen, und durch das Beben aufgescheucht, schreckten von den wankenden Bäumen des heiligen Waldes viele dutzend Vögel in die Lüfte, und eine tiefe, äußerst energetische Stimme sprach hinter ihm: „Du hast mich gerufen?"

Unser Löwe erstarrte vorab.

Zum ersten Mal spürte er die Gänsehaut in Verbindung einer unglaublich unfassbaren Situation und fast wagte er sich daraufhin nicht, umzudrehen.

„Ich bin Rystem, du hast mich gerufen.." ertönte erneut die tiefe Stimme, und unser Novize getraute sich nun, einen Blick hinter sich zu werfen.

Rystem stand am Eingang des heiligen Waldes der ewigen Gedenkstätte, und seine imposante Erscheinung vermittelte vertraute Ruhe und konzentrierte Kraft. Wenigstens um zwei Köpfe überragte der Vorfahre der Gründerväter des Behütenden des Feuers unseren namenlosen Novizen. „Was möchtest du?" grollte die Stimme Rystems, und der leichte Wind spielte um seine glänzenden weißen, bis an die Brust reichenden Bart- und Kopfhaare. Die Vertrauen gebende Ruhe und die sanfte Gelöstheit der Erscheinung Rystems wirkte sich auf den erstarrten Löwenmut unseres Novizen aus und so antwortete er nach einem tiefen Atemzug: „Ich werde in Bälde ein Jungmeister im Kreise des Behütenden des Feuers sein, jedoch möchte ich, da ich schon jetzt in meinem unerfahrenen Alter ein überragender Meister aller bekannten Kampfkunstarten bin, mich mit einem gleichwertigen messen, um die gesamte Kraft meines Körpers auszuschöpfen, um meine Grenzen der Belastbarkeit zu erfahren."

„Ich habe verstanden" erklärte Rystem der gewaltige. „Ich werde mich dir gerne zur Verfügung stellen, aber lass mich erst den Boden dieser heiligen Ruhestätte verlassen, denn hier auf diesem Boden ist meine Kraft neutralisierend aufgehoben und so könnte ich dir nicht in zufriedenstellender Weise dienen." Unser Novize ging einige Schritte zurück und legte seinen Umhang auf die reich mit Moos und kräftigem Gras bewachsene Erde.

Daraufhin setzte Rystem einen Fuß aus dem Bereich der heiligen Gedenkstätte auf den Boden der natürlichen, neuzeitlichen Erde und sank sogleich überraschend bis an die Knie in den Waldboden ein.

Mühelos zog er schließlich das Bein aus dem Erdboden und setzte den zweiten Fuß zum nächsten Schritt an, um dieses Mal jedoch bis an die Oberschenkel in die Erde einzusacken.

Unser Novize beschaute fassungslos diesen Vorgang und suchte in seinen schnellen Gedanken nach einer Erklärung, und als Rystem bei dem dritten nächsten Schritt bis an die Hüfte eingesunken war, lachte er und sprach zu unserem Novizen; „Ich bedauere sehr,- vor einigen Jahrhunderten war der Boden der Erde vielmehr fester und widerstandsfähiger.- Ich konnte mich auf ihr wie ein junges Reh bewegen, doch du siehst, dass mich die Erde der Jetztzeit nicht mal mehr zu tragen vermag und ich mich darum nicht mit dir messen kann."

Unser Novize, längst schon berauscht von einwirkenden Erkenntnissen, zitterte am gesamten Leibe, und als er bei dem Versuch, Rystem zu helfen, dessen Hand ergriff und sich des Gewaltigen schwere Pranke wie ein schwerer Fels um seine Hand schloss, offenbarte sich ihm das Verständnis von der überragenden Kraft des Alters der Jahrhunderte.

„Ich danke dir, für deine Hilfe, mein zukünftiger Jungmeister" sprach der Gewaltigste unter den Starken, während er sich an der Mauer der ewigen Gedenkstätte abstützte. „Und siehe mir meine Lage, dir nicht habe helfen zu können, nicht nach" und ging auf dem Boden des heiligen Waldes mit mächtigen Schrittfolgen aus den Augen des kleinen Novizen, während die Erde um ihn herum bebte und erneut dutzende Vögel von den wankenden Bäumen in die Lüfte hochschrecken ließ.

Bei dem Versuch seinen Umhang vom Boden zu heben musste der Novize feststellen, wie schwer dieser geworden war und wie hoffnungslos leicht und schwerelos im Grunde seine Kraft.

Jungmeister Sel-yang verneigte sich vor dem Ehrwürdigen und der Ehrenwerten

„Ehrwürdiger Meister, ehrenwerte Meisterin, Dank dieser aussagekräftigen neuen Erzählung über unseren Gründungsvater Rystem, teilen auch wir nunmehr die Erkenntnis dieser Erfahrung, sodass wir zukünftig von derlei schwerer Gedanklichkeit verschont werden müssten.

Die Reise in die Außenwelt

Die Ehrenwerte und der Ehrwürdige zogen sich mit der Bemerkung, dass wir uns beim Abendgruß wiedersehen würden, daraufhin zurück und ließen uns vor der Halle der Übungen auf uns selbst gestellt, hinter sich. Des Jungmeisters Aufgabe, seinem Zwillingsbruder und der Tochter des Dorfvorstehers die weiteren Tagesrituale und Brauchtümer vorzustellen, war hierzeit noch nicht beendet, und so nahm er Nor-ang und Sa-niye jeweils an die Hand und geleitete sie berichtend und erklärend weiterhin durch die dörfliche Gemeinde, bis sie an den Brunnen des Schicksals herankamen.

„Was hat es mit diesem Brunnen auf sich?", wollte Sa-niye den Hintergrund der besonderen Bezeichnung des Brunnens wissen und Nor-ang lächelte und entgegnete: „Der Brunnen des Schicksals klärt uns über den Weg des Schicksals auf und wird aus der Sicht des Einen namenlosen Novizen berichtet;

Der Weg des Schicksals

Ein angehender Jungmeister saß mit seinen jugendlichen anderen Jungmeisteranwärtern als noch Novizen im Kreis des Behütenden des Feuers.

Es war an der Zeit, den Lehren des Alten Lebens Aufmerksamkeit zu widmen, da sie ein Bestandteil der Ausbildung zum Jungmeister des Kreises des Behütenden des Feuers waren. Sie formten sich um das wärmende, kräftig lodernde und seit Jahrhunderten niemals erloschene, magische Feuer in der Mitte der Halle der Übungen und horchten auf die Stimme des Behütenden, die von überall herzukommen schien.

„Ein jeder Weg des Lebens ist ursprünglich und festgelegt und letztlich nur diesen Lebensweg gibt es und nichts daneben. In der Bestimmung liegt keine Freiheit. Nur das Scheinbare verändern zu können zur unbemerkten Bestimmung hin, so wie Ahnungen ihre Wegebereiter sind und das Auflehnen dagegen durch ihre Bestimmung die gegenwärtige Demonstration des unaufhaltsamen Befehls des Lebens.

Einer liebenden Mutter wird die vorseherische Ahnung zuteil, dass ihr heranwachsender Sohn im Brunnen ihres Gartens beim Spiel ertrinken wird. Dankbar für diese scheinbare Warnung, lässt sie von ihrem Mann den Brunnen zumauern. Die Bestimmung des Lebens wurde nicht als diese, mehr als eine mildtätig bewahrende Vorsorge gesehen. Dankbarkeit ausdrückend für diesen vermeintlich himmlischen Fingerzeig, beruhigt sich die liebende Mutter. Die Tage sind vergangen, die Mutter geht ihren üblichen mütterlichen Tätigkeiten nach, der Vater ist mit der Gemeinschaft bei der Jagd und das Kind spielt am zugemauerten Brunnen.

An diesem Tag vergehen die Stunden rasch, und der Mutter fehlt das Singen des spielenden Kindes lange Zeit nicht, erst als sie nach ihm ruft und Ausschau hält, wird ihre Mutterseele von der Ahnung des Schicksalhaften berührt,

Sie eilt in den Garten, während ihr Mann mit der Gemeinschaft von der erfolgreichen Jagd heimkehrt, und beide sehen sie ihren heranwachsenden Sohn bewegungslos auf dem zuge-mauerten Brunnen liegen.

Der Junge war unerklärlicherweise entschlafen, und die Be-stimmung bewahrheitete sich somit auf demonstrativ nach-drücklichste Weise... „Bei allen himmlischen Mächten!", kom-mentierte Sa-niye mitfühlend mit zittriger Stimme, derweil Nor-ang mit seiner Erzählung abschließend fortfuhr: „Dies ist der Brunnen des Schicksals, und seither können wir darin zu vor-hersehend bedeutende zukünftige Ereignisse erkennen." Wie auf Kommando beugten sich alle in Gemeinschaft über den Rand des Brunnens und blickten in die - auf den ersten Blick - dunkle Tiefe der Wassergrube hinein. „Und sieht irgendwer etwas vorab bedeutungsvoll Zukünftiges?", fragte nach relativ kurzer Zeit Novize Wik-to in die Runde. „Ich sehe nur schwarz...", erklärte Novize Pau-lu. Bevor die restlichen Novi-zen zum Gelächter anstimmen konnten, erbat sich der Jung-meister Sel-yang etwas Ruhe. „Brüder, mir offenbart sich so-eben etwas. Der dunkle Schleier der tiefen Dunkelheit löst sich mir deutlich auf, und ich sehe unseren ehrwürdigen Meister mit der ehrenwerten Meisterin auf dem Winde dazwischen von dunklen Wolken, die in die Außenwelt führen, dahinreiten." "Was bedeutet dies?", verlangte Novize Tar-ik zu wissen. Des Jungmeisters Gesicht war unglücklich gezeichnet; „Sie verlas-sen unsere Gemeinde der Nichtweltlichen und begeben sich auf eine schicksalhafte Mission in die Außenwelt!" Sa-niye er-griff des Jungmeisters Hand; „Ich habe beschlossen, euch nicht mehr zu verlassen, ich werde bei euch bleiben." erklangen ihre tröstlichen Worte.

Gegen den Abend hin war bereits die Mehrzahl der Gemeindemitglieder zum üblichen Abendgruß auf dem Hof der Übungen
versammelt. Auch der Mönch am Gong der Führung hatte derweil seinen nächtlichen Platz, hoch droben auf dem Berg auf
dem Plateau vor dem Gong, eingenommen und betrachtete
erwartungsvoll den Aufstieg der Ehrenwerten und des Ehrwürdigen zum unteren Felsvorsprung unter ihm, unterhalb des
Gongs der Führung. Wie der Morgengruß, wurde auch der
Abendgruß mit dem Schlagen des Gong und einer kleinen weisen Ansprache des Ehrwürdigen eingeleitet. Wenn es soweit
wäre, würde ihm der Ehrwürdige mit der Formstellung des Donnergrollens und der Speerhand zum Schlagen des Gongs vorzeigen. Der heutige Mönch am Gong bemerkte anbei die dunklen, ein eventuelles Unwetter ankündigenden Wolken am Himmel. Der Ehrwürdige, der die Erdengruß -Hand der Ehrenwerten schutzgebend während des Aufstiegs führte, mahnte: „Ehrenwerte, wir sollten uns angesichts dieser Wolkenkonstellation
heute Abend etwas beeilen und alsbald zum Abschluss dieses
sinnerfüllten Tages nähern, bevor uns die himmlischen Mächte
zuvor kommen und mit einem Gewitterregen unsere erwartungsvoll versammelten Gemeindemitglieder auseinandertrei-
ben." Der Ehrenwerten Bernsteinaugen leuchteten im ihm bekannten liebevollen glimmenden Glanz. „Ehrwürdiger, Du bist
mit den himmlischen Mächten verbundener als ich, und du mö-
gest durchaus Recht haben, also bin ich geneigt, dich in Deinen notwendigen Handlungen diesbezüglich zu unterstützen…"
Schließlich standen sie auf dem Felsvorsprung unter dem Plateau, auf dem der Gong platziert war, während aus himmlischer
Nähe bereits ein erstes Donnergrollen von den äußerst dunklen
Wolken zu erhören war .Der Mönch am Gong atmete sich in
Bereitschaft ein, um im Einklang mit dem Ehrwürdigen zu sein
und den Gong während eines gemeinsamen Atemflusses in
Ton und Gang zu bringen. Zunächst führten die Ehrenwerte
und der Ehrwürdige gegen die versammelte Gemeinde den
obligatorischen kleinen Erdengruß aus, und als sodann der
Ehrwürdige seine unnachahmliche Formbewegung des Donnergrollens vollführte, vermischte sich in sein irdisch - mensch-
liches Donnergrollen aus der dunklen Wolke der Klang des

irdisch himmlischen Donnergrollens und verlieh seiner Bewe-
gungssequenz einen überirdischen Glanz, zumal zeitgleich in
nächster Nähe des Felsvorsprungs ein übersinnlich heller Blitz-
strahl aufleuchtete. Der Ehrwürdige ließ sich zunächst auch
davon nicht beirren und hielt erneut behütend der ehrenwerten
Erdengrußhand und begann, seine allabendliche Ansprache:
„Brüder und Schwestern, heute ist ein besonderer Abend; Seit
mehreren Chronikal-Jahrhunderten existiert dieses unser Tal
der Nichtweltlichen, so wie wir von den Außenweltlichen bezeichnet werden. Ihr aber, die ihr augenblicklich vor mir versammelt seid, wirkt mit mir und der Ehrenwerten seit etwas
mehr als dreißig Chronik- Sommerleben mit all eurer sinnlichen
und seelisch-geistigen Kraft gemeinsam mit uns in diesem Tal
der Nichtweltlichen, und wir haben gemeinsam die eine außergewöhnliche Lebensphilosophie des Tai Qi Gong nach den
überlieferten Grundsätzen unserer Gründerväter angeerbt gelebt und weitergeführt.

Wir haben unsere Selbstheilungskräfte aktiviert, indem wir die
Gesundheit kultiviert haben, wodurch der Körper zur Harmonie,
der Geist in die Entspannung und die Seele ins Gleichgewicht
gebracht wurde. Weiterhin haben wir uns mit der Natur verbinden können und wirkten auch in der Verbindung mit dem Leben
und dem Herzen - somit konnten wir auch fühlen mit dem Verstand und auch äußerst denken mit dem Herzen..." Der Ehrwürdige hielt für eine Weile inne, und ließ solange die himmlischen Kräfte ihre Wirkung ausspielen, um dann mit unvermin-
derter Kraft das noch nachhallende Donnergrollen übertönend
fortzufahren;

„All das, was wir in den letzten dreißig Chronik - Sommern erwirkt haben, wäre ohne eure geistig – sinnlich – körperliche
Leidenschaft nicht möglich gewesen. Auch wenn ihr mich und
die Ehrenwerte Ju-ta- Ha zu führenden Großmeistern dieser
Gemeinde ernannt habt, so wären wir als Großmeister ohne
solche Schülerinnen und Schüler, wie ihr es seid, nur einfache
Menschen mit vielleicht nur großen Träumen. Es ist deshalb
heute ein besonderer Abend, weil es an der Zeit ist, dass die

Ehrenwerte und ich uns heute bei euch bedanken müssen, da uns in der Außenwelt eine neue, großartige Mission erwartet und wir uns nunmehr von euch, in Dankbarkeit verneigend, verabschieden müssen. Ihr benötigt unsere weitere Führung nicht mehr. Ihr seid ab sofort bereit, euch weiterhin selber zu führen." Der Ehrwürdige vollführte den Erdengruß, verneigte sich Schlussendlich und erhob seine Geste der Speerhand, den der aufmerksame und im Atem und von Herz zu Herz verbundene Mönch am Gong weit über ihnen wahrnahm und im rechten Fluss mit dem Donnergrollen des Ehrwürdigen den Gong zum Tönen brachte, als wiederum zeitgleich aus der dunklen, noch über ihnen schwebenden Wolke erneut übersinnlich helle Blitzstrahlen zuckten und dazwischen der Ehrenwerten und dem Ehrwürdigen aufschlugen und kurzzeitig eine durchsichtige helle große Energiekugel bildeten, in der die beiden Großmeister wie in einem überdimensionalen Regentropfen dahin entschwebten. Der Mönch am Gong konnte noch einen Einblick in das Innere der regentropfengleichen Energiekugel bekommen, in der die Großmeister sichtlich ohne einen Schaden davongetragen zu haben aufrecht verweilten, und er konnte später der Gemeinde erzählen, dass die Ehrenwerte und der Ehrwürdige in einer nie gesehenen herzlichen Umarmung in der himmlischen Energiekugel auf dem Winde dazwischen den von den Blitzen durchleuchteten energetisierten Wolken in die Außenwelt dahingeritten seien.

Die Außenwelt

1. Bericht der außenweltlichen Jutta

Yin und Yang in perfekter Daseinsform und Ausführung trafen aufeinander und zogen sich wie selbstverständlich an - dem Gesetz der Natur folgend. Es waren das Stille Qi Gong und das Elementare Tai Chi, die sich trafen und sich, wie einem Wunder gleich, gemeinsam entwickelten. Es war ein Sehen - Empfinden und Sein und eine zunächst absichtslose Begegnung ohne jegliche Erwartung. Gerade aber aus dieser Haltung des Wuwei, des Nichts, entstanden

Ideen, Gedanken und Lebensanschauungen, die authentisch gelebt und den Schülern vermittelt und gelehrt wurden. So entwickelte sich aus dem Stillen Qi Gong und dem Elementaren Tai Chi eine unzertrennliche spirituelle Freundschaft, die zum Lebensinhalt geworden ist. Alles begann vor vielen, vielen Jahren an einem kühlen Wintertag. Ich betrat als Schülerin des Elementaren Tai Chi eine unspektakuläre, schlichte Turnhalle und sah das erste Mal meinen zukünftigen Meister. Diese Begegnung war ein sogenanntes "Peng" d.h. Ein Treffen am richtigen Ort zur richtigen Zeit. Schon in der ersten Stunde verbesserte er seine Schüler und berührte mit einfachen Worten wie "empfinde und sei" die Seelen. Ich verließ diese erste Übungseinheit mit einem wundersamen Gefühl von Harmonie. Körper, Geist und Seele waren in Einklang gebracht worden, wie ich es sonst nur nach längerem Üben mit dem Stillen Qi Gong kannte. Bereits bei dieser ersten Begegnung wurde mir klar, dass wir uns ergänzen und potenzieren könnten. Ich verließ den ehrwürdigen Meister und freute mich auf die nächste Tai Chi-Stunde
Ende des 1. Berichts der außenweltlichen Jutta

Ein unvergesslicher Sommer
    2. Bericht der außenweltlichen Jutta
Es war Dienstag, der 26. Juli 2011, zunächst einmal ein normaler Arbeitstag in der Klinik. Die Sonne verwöhnte uns sommerlich- am Nachmittag hatten Eddy und ich einen Ausflug mit Fahrrad zum Tankum-See geplant. Wie immer pflegten wir uns am Abend davor mit den Worten: „Wenn nichts dazwischen kommt." zu verabschieden. 10.45 Uhr am nächsten Tag kam ein Anruf von Eddy auf

meinem Diensthandy in der Klinik: „Hallo Jutta, ich bin heute noch so müde, ich kann gar nicht aufstehen." Ich hatte keine Zeit, da ich noch Patienten zu versorgen und um 11.00 Uhr einen Termin beim Chef - dem ärztlichen Direktor der Klinik - hatte und so machte ich Eddy klar, dass ich sehr in Eile sei und später wieder anrufen würde. Dann wiederholte er mit sehr verwaschener Sprache: „Mir tut alles so weh, ich bin irgendwie so lahm, ich kann mich gar nicht bewegen." Ich musste das Gespräch abbrechen und vertröstete ihn auf später und während ich auflegte kam mir in den therapeutischen Sinn: "Schlaganfall!"

1 Minute vor 11:00 Uhr und dem Gespräch mit dem Chef, wählte ich noch einmal die Telefonnummer vom Meister, aber es war besetzt. „Na prima!", dachte ich daraufhin, jetzt hat er wohl jemanden anderes angerufen, um seine Langeweile in seinen Sommerferien zu vertreiben.

So gegen 13.30 Uhr- ich war in einer Behandlung- bekam ich einen Anruf von Eddys jüngstem Sohn Tarik, mit dem er gemeinsam in einer kleinen gemütlichen Wohnung lebte. Er habe Eddy in seinem Arbeitszimmer auf dem Boden liegend bewusstlos vorgefunden und sofort den Notarzt alarmiert. Jetzt wäre Eddy auf dem Weg ins Klinikum.

Ich beeilte mich sehr, auf die Intensivstation zu kommen. Dort lag er in einem Bett- umringt von Schwestern und Ärzten: Ich erhielt die Auskunft: schwere Hirnblutung rechtsseitig, nicht ansprechbar, wird sofort nach Braunschweig auf die Stroke-Unit verlegt. Ich konnte noch seine linke Hand halten und dachte dabei erneut mit therapeutischem Sinn: rechtsseitige Blutung, das heißt linke Hemiparese-Sprachzentrum O.k.

Das war erst einmal die letzte Begegnung, und niemand wusste, wie es weitergehen würde.

Die nächsten Wochen waren ein wechselvolles Hoffen und Bangen.

Ca. 3x die Woche fuhr ich nach Braunschweig in das Klinikum in der Salzdahlumer Str. und behandelte ihn nach Qi Gong Prinzipien: massieren der Hände und Füße mit dem Jukunda Hautöl, dessen Duft er früher als so angenehm empfand. Ebenso behandelte ich sein Gesicht mit entspannenden Ausstreichungen und tönte die neun Stationen des kleinen Kreislaufes

Als Komplikation stellte sich eine Niereninsuffizienz ein, sodass er eine Dauerdialyse ertragen musste. Die Ärzte fragten nach einer Patientenverfügung, denn der Zustand wurde kritischer, aber der Meister hatte in seinem Alter noch keine abgeschlossen, und so mussten die Ärzte alle ihnen zur Verfügung stehenden Therapien einsetzen- im Nachhinein war das gut so, aber damals wusste kein Mediziner wie der Zustand des Meisters nach dem „Wach werden" sein würde. Die Familie und Freunde sollten keine Erwartungen haben. Man sollte von einer starken Wesensveränderung und einer Rollstuhlabhängigkeit ausgehen und nicht erwarten, dass er der Sprache Herr sein würde.

Aber manchmal geschehen auch Wunder... und so blieb alles offen und auch noch Hoffnung

Ende des 2. Berichts der außenweltlichen Jutta

2. Bericht des außenweltlichen Eddy Oglu

Die Finsternis begann sich zögernd zu lichten.

Ich befand mich in einer unvertrauten Dunkelheit, irgendwo in einem zeitlosen und unbegrenzten Raum. Wo war ich? Ich fühlte die Dunkelheit wie eine schwere, schwarze Decke über mir, und andererseits hatte ich das Gefühl, in einer endlosen dunklen Höhle zu sein, von dessen nichtgreifbaren Wänden murmelnde Stimmen zu mir drangen. Dann jedoch, nach einer Weile des Innehaltens, wurde das Gemurmel deutlicher, und ich konnte ein paar der Wortfetzen deutlicher wahrnehmen, doch verstehen konnte ich immer noch nichts. Aber wie aus heiterem Himmel wurde ich meinem Empfinden nach von einem Schwarm mechanischer Mücken angefallen, von denen sich einige an meiner Stirn festsaugten und mit nichts keinen Deut zu verscheuchen waren, zumal ich mich als plötzlich bewegungs- und abwehrunfähig empfand. Eine der mechanischen Mücken arbeite sich mit einem schrill kreischenden Summen in meine Stirn hinein, und ich fühlte meine Gedanken herausgesaugt in den metallischen Saugrüssel der mechanischen Mücke entschwinden und plötzlich, wie der Mückenschwarm über mich hergefallen war, zog sie sich leiser werdend in das dichte Nichts der unfassbaren Finsternis zurück, und eine resigniert wirkende Stimme hallte in den dunklen Raum meiner albtraumhaften Nacht: „Das wird wohl nichts mehr...", dann vermischten sich auch meine Sinne mit den ewigen Schatten und es wurde eine unbestimmte Zeit lang still um mich. Aus einer undefinierbaren Richtung dieses finsteren Verlieses erklang unerwartet eine himmlische, vertraute Stimme, die mir wie ein wegweisender Kompass innerhalb dieser Düsternis den Weg ins Licht wies, und alsbald lichtete sich erfreulicherweise auch dieses Szenario des Horrors, und mir offenbarte sich eine weiße Zimmerdecke, an der ein Engelsflügel hing, aber wie sich später herausstellte, war es kein Engelsflügel, sondern die Vorrichtung eines Ventilators für eine Klimaanlage, und ich lag in einem offensichtlichen Krankenbett, wovor die zierlich grazile Gestalt der Ehrenwerten stand und mich mit ihren klaren, aber dieses Mal sorgenvoll glimmenden Bernsteinaugen betrachtete und ihren Gesang des Tönens der Stationen des kleinen Kreislaufes beendete und mich daraufhin, da ich nun ja erwacht war, zweckerfüllt würdevoll, wie ich es von ihr in der Welt der Nichtweltlichen gewohnt war, mit einem hinreißenden nonchalanten Lächeln und ihren mir sehr vertrauten, leuchtenden Bernsteinaugen liebevoll umhüllte. Angesichts dieser sehr lieblichen Begrüßung spürte ich für eine kurze Weile eine innere beruhigende Empfindung, bevor es mich übergangslos aus dieser erwachten Bewusstseinsebene riss und diesmal aber in einen erholsamen Schlaf trug.

Dann wieder, nach einer unbestimmten Zeit, klarten sich meine Augen auf, und ich erblickte statt der zierlichen Gestalt der Ehrenwerten die eine überraschend andere Form einer eher wohl aus dem Lande der Hobbits entflohenen andere weibliche Figur, die mich mit leicht asiatisch gezeichneten Augen und einem offensichtlichen asiatischen Dialekt fragte; „Guten Morgen.. wissen sie wer sie sind? Wissen sie wo sie sind?"

Natürlich wusste ich nicht wo ich war - meine gefühlte Erinnerung jedoch reichte für ein Leben von Jahrhunderten;
Und ich hätte überall sein können.
Ah und wegen meines Namens formten sich meine Gedanken gerade zu „Ich bin der ehrwürdige...", aber stattdessen hörte ich mich mit nur krächzender Stimmlosigkeit „..Ooglu..." flüstern.
Die scheinbare Asiatin – die im Grunde keine Asiatin, sondern Mexikanerin war, wie ich später herausfand, klärte mich dankenswerterweise dann auf. „Sie sind im Klinikum Braunschweig, Sie hatten einen Schlaganfall, Sie waren über 20 Tage im Koma".
Na fein, dachte ich, das hier war also die Außenwelt, nun wurde mir alles klar, und meine Erinnerung aktualisierte sich; während des Komas hatte ich in der inneren Welt der Nichtweltlichen gelebt, und etwaige Teile meiner Außenwelt, wozu die ehrenwerte Ju-ta-Ha, die im Leben der Außenwelt eher auf den Namen Jutta hörte und Meisterin des Stillen Qi Gong war und meine eigene Persönlichkeit als Tai Chi und Kung Fu – Meister, in einer psychischen Übertragung innerhalb des Schlaganfalles in diese innere Welt der Nichtweltlichen transferiert und während der 20 Tage Koma dort ein gefühltes Leben von etwa 30 Jahren gelebt.
Mit dieser Erkenntnis, dass ich zwar der Ehrwürdige war, aber nun auf diese dramatische Art und Weise in dieser Außenwelt angekommen war, musste ich erst einmal klarkommen. Er-

schwerend kam nun hinzu, dass ich als Lebender in der Außenwelt von diesem Schlaganfall eine linksseitige Halbseitenlähmung davongetragen hatte und während dieser Zeit des
Klinikum – Aufenthalts mit den vielfältigsten Folgeproblemen
umgehen lernen musste; ich konnte zunächst nicht sprechen,
da mir ein nach einem Luftröhrenschnitt angebrachtes
Tracheostoma das Sprechen unmöglich machte und ich mich
zunächst nur schriftlich und teilweise extraordinär sogar eher
nur in Englisch verständigen konnte. Zusätzlich hatte man mir
noch die unterschiedlichsten anderen, angeblich medizinisch
notwendigen, Schläuche und Kabel wie den Schlauch einer
Magensonde und die Anschlussstelle für eine eventuell notwendig werden könnende Dialyse angebracht. Ich muss für
meine Besucher wohl wie einer der Menschmaschinen, ein
sogenannter Borg wie aus Star Trek ausgesehen haben.
Schöne neue, moderne Außenwelt – nur welche Mission hatte
ich mit meiner Ehrenwerten nun hier noch in diesem bekla-
genswerten Unzustand zu erfüllen?
Die ehrenwerte Ju-ta- Ha, die in diesem Leben in der Außenwelt auf den weichen deutschen Namen Jutta hörte, war mir
eine besonders liebevolle Freundin, die ich zunächst als Tai Chi
– Schülerin in einen meiner Tai Chi – Kurse kennengelernt hatte. Aufgrund ihrer Vorbildung zur Qi Gong – Lehrerin bei Großmeister Zhi Chang Li in München, besaß sie einen grundlegenden fundierten Einblick in die Materie der asiatischen esoterisch
– philosophischen Künste, und von daher hatten wir neben dem
Tai Chi – Unterricht weiterführende, tiefer gehende, sich bis zur
Freundschaft entwickelnde Berührungspunkte, die dann soweit
gingen, dass wir alsbald gemeinsame, gut besuchte große Tai
Qi Gong – Wochenkurse an ausgesuchten Orten im Inland und
auch im Ausland abzuhalten begannen. Bevor mich als
Aussenweltler der Schlag berührte, war ich in meinem außenweltlichen Heimbüro gerade dabei gewesen, den Tagesablauf
für einen geplanten Wochenkurs auf Nordzypern vorzubereiten.
Mein außenweltlicher Sohn Tarik – der mich in der Welt der
Nichtweltlichen als Novize Tar-ik begleiten sollte – fand mich
rechtzeitig nach dem Anfall noch nach Luft ringend und hatte
reaktionsschnell den Rettungsdienst alarmiert, der mich dann

sofort in die Klinik transportierte, um anschließend weitere Maßnahmen zur Schadensminimierung veranlassend, mich mit dem Rettungshubschrauber nach Braunschweig in eine Klinik mit einer Stroke-Unit transferierte, in der ich dann in ein künstliches Koma versetzt werden musste, und in der ich, zunächst in die Finsternis fallend, in die Welt der nichtweltlichen geglitten, mit Jutta ein gemeinsames fried- und liebevolles Scheinleben als Ehrwürdiger Großmeister und ehrenwerte Großmeisterin des Tai Qi Gong führte, bis mich und die Ehrenwerte die Außenwelt für ihre eigene wichtige Mission zurückbeorderte. Nach und nach besuchten mich überraschend einige aus der Welt der Nichtweltlichen in meinem außenweltlichen Krankenzimmer, und ich erkannte, dass ich ein paar Personen aus meiner Familie und meinem außenweltlichen Freundeskreis in mein Leben in die Welt der Nichtweltlichen mitgenommen hatte. Der Jungmeister Sel-yang war mein zweitgeborener Zwillingssohn Selyan gewesen und der Andermeister Nor-ang in dem Fall der erstgeborene Zwilling Noran, der als selbständiger Tanzlehrer einen äußerst erfolgreichen Tanzhausbetrieb leitete und mit seiner Showtanzgruppe „Special Delivery" durch Funk und Fernsehen überregional bekannt war. Natürlich gab es ein großes Hallo, als mich dann noch die dazugehörigen Novizen – die im Grunde nur die Mitglieder von Norans Showgruppe „Special Delivery" und meine ehemaligen Kung Fu – Schüler waren, besuchten und mit ihrer respektvollen, unverfänglichen Art mir das Gefühl vermittelten, noch dazu zu gehören.

Dennoch war dieses erkenntnisreiche Erwachen wie ein unsportlich unfairer, unerlaubter Tiefschlag, der mir keinerlei Bonuspunkte einbrachte, bis auf die tröstliche Aussage einiger der ehemaligen Novizen aus der Nichtwelt; „Es erwischt immer nur die Guten. Du hast nicht geraucht, nicht getrunken, hast dich sportlich gut bewegt und dann dieser Nackenschlag!" Mein Sohn Tarik war zudem äußerst böse und sehr ungehalten ob dieser Ungerechtigkeit; „Ja", warf er vorwurfsvoll in die Diskussionsrunde ein.; „Da gibt es echte unterentwickelte Blödmänner, die sich so richtig gehen lassen, und die bekommen nichts ab und laufen immer noch unterentwickelt ohne gar nichts durch die Gegend herum." Natürlich konnte ich die Wut meiner ehemaligen Schüler und auch die meiner Söhne gut nachvollziehen. Aber was mich in den letzten Tagen sehr berührte, war ein junges hübsches 14jähriges Mädchen, dass mit ihren frischen 14 Jahren ebenfalls von einem Schlaganfall heimgesucht worden war und nun mit einem Elektrorollstuhl in rasantem Fahrstil ebenso rasant am Leben teilhabend die Gänge unsicher machte;

Da beschäftigte mich schon die Frage, was man einem solchen doch mitten im Leben stehenden, jungen Menschen zur weiteren Motivation tröstend noch erzählen könnte?

Für mich stellte sich die Frage nach dem „warum mir?" nicht lange. Bei einem meiner nächsten erkenntnisreichen Erwachen, in denen mir bewusst wurde, was ich in der ehrenwerten Jutta dieser Außenwelt doch für eine tief verbündete, freundschaftlich liebevolle Begleiterin hatte, war für mich als Meister des elementarem Tai Chi und Kung Fu Lehrer klar; „warum nicht mir?"

Meine Schülerinnen und Schüler kannten mich als ausgeglichenen und wachen Geist, der sprichwörtlich seine besondere Kraft aus einer vorbildlichen Ruhe bezog, und nun bot sich mir mit diesem Schicksalsschlag eine Möglichkeit an, allen zu zeigen, wie ich weiterhin mein ruhiges Gemüt beibehaltend, mit dieser Ohrfeige des Lebens, wie es in meinem osmanischen Kulturkreis heißt, klarkam und dass meine esoterischen Sprüche wie: - „empfinde und sei"- oder: „lebe im Empfinden und wirke im Sein"- keine leeren Worthülsen waren, zumal als mir dann Markus T., ein ehemaliger junger Schüler des Kung Fu, in einem unbeobachteten Moment eingestand, " Also Eddy, das finde ich ja sehr bewundernswert, wie du damit so umgehst, ich glaube und ich bin mir sicher, ich könnte damit nicht so ausgeglichen umgehen wie du, schon gar nicht, wenn ich so wie du vorher ein großer Bewegungsmensch gewesen wäre.. ich finde das echt beachtlich und sehr stark von dir." Mit Markus T. konnte ich mich schon immer gut unterhalten, gehörte er doch zu den Schülern, die verstanden hatten, dass ich als Meister auf das Feedback der Schülerinnen und Schüler angewiesen war und dadurch auch eine Menge in Wechselbeziehung von ihnen lernen konnte. Der weitere Aufenthalt in dieser Klinik wäre nur mit Umschreibungen von schwarzem Humor geprägt, möglich, auch, wohl, weil ich mittlerweile eine gewisse Form des Galgenhumors entwickelt hatte und mir einige Klinikabläufe irgendwie absurd und nicht unbedingt notwendig vorkamen, wozu die teilweise überforderten Schwestern auch einiges beitrugen; aber ich möchte ja nicht den Eindruck vermitteln, dass es trotz allem irgendwie lustig war; das war es bei aller Liebe nicht, und dergleichen wünschte man auch seinem ärgsten Feinde nicht; ein kleiner Lichtblick war dann auch ein verantwortlicher Stationsarzt, der mich bei einem meiner Stationstouren mit dem stationseigenen Rollstuhl beiseite nahm und mir fast ehrfürchtig mitteilte „Herr Oglu , ich möchte mich bei Ihnen in aller Form zunächst entschuldigen, wir hätten niemals diese Ihre derartig positive Entwicklung erwartet, und es ist grandios, Sie nun dermaßen aktiv zu erleben – dieser Arzt war seinerzeit während meiner Gefangenschaft in der finsteren Koma-Höhle einer der Ärzte gewesen, die mir keine Chancen zugebilligt hatten, und gesagt hatte „Das wird wohl nichts mehr.." Ein anderer Arzt, der während seiner Studienzeit aktiv Karate trainiert hatte, bewunderte meinen immer noch für ihn beeindruckenden ansatzlosen und die Luft knallen lassenden Rückwärts Faustschlag mit der kontrollierbaren rechten Hand. Meine Rollstuhltour führte mich mit einiger Mühe letztendlich irgendwohin in eine der unteren Etagen dieses Klinikums, in der eine Art ständige neurologische Ausstellung über Schlaganfallarten und deren bundesweiten vorkommen in statistisch erhobenen Zahlen, die wenn ich mich da genau erinnere, etwa 280.000 Personen im Jahr betraf, was ja eine erhebliche Menge ist, und auch in dieser Ausstellung wurde nochmals erwähnt, dass es **den** sogenannten Schlaganfallpatienten nicht gäbe, sondern dass ein Schlaganfall oder ein Hirnblutungsinfarkt – was es ja bei mir gewesen war – jeden unvermittelt treffen könne und dass sogar Neugeborene teilweise mit einem Schlaganfall auf die Welt kämen.

Das Zurückrollen nach oben in meine Etage war danach irgendwie mühsamer als die Exkursion hierher nach unten in das Erdgeschoß, in dem sich diese ständige Ausstellung befand, aber auch diese Strecke zurück bewältigte ich mit der Kraft des

Wüstenverlorenen – nicht ohne mir vom nahen Klinikum – Kiosk ein Orangensaftgetränk organisiert zu haben, um dann mit großer, siegreicher Freude und durstgestillt in meiner Station anzukommen, in der Gewissheit, meinen hervorragenden Orientierungssinn nicht verloren zu haben und glücklich, wieder in der mein Krankenbett beherbergenden neurologischen Station angekommen zu sein, zumal gerade im Klinikum eine rege Umbautätigkeit für eine vom Land zugebilligte Summe von etwa über 17 Millionen Euro – wie ich später erfuhr – vorherrschte und viele der Gänge teilweise von Baumaterialien versperrt waren und/oder deswegen so ziemlich alle Wege und Gänge gleich unübersichtlich aussahen, und man sich schon gut auskennen musste, um auch dorthin zu gelangen, wo man hinwollte, wenn man sich noch erinnerte, von wo man hergekommen war.

Es war schon ein gewisses vertrautes Heimkommen in die mittlerweile bekannte Krankenstation, wenn man an den gewohnten Krankenzimmern vorbeirollte und die teilweise schon verinnerlichten Stimmen mancher Patienten wieder erkannte, wie sie immer wieder oder noch immer nach den wegen Personalmangels unterbesetzten überforderten Schwestern riefen. „Schwester.. bitte einen neuen Verband!"

Irgendwann war es für mich an der Zeit, meine ersten krankengymnastischen Übungen absolvieren zu müssen, wozu die Krankenschwestern natürlich nicht qualifiziert waren und mir deshalb eine lebenslustige und sehr sportliche Physiotherapeutin zugewiesen wurde, mit der ich dann im krankengymnastischen Rahmen sehr viel Spaß hatte, zumal ich ihr einige meiner für sie doch spektakulären Fingerakupressurtechniken und Kipphandhebel zur allgemeinen Selbstverteidigung zum Besten gab. Bedauerlicherweise ist mir ihr Name nicht mehr geläufig, so dass ich sie mal Frau Kowalski, mit Vornamen Marlene, nenne. Die Krankengymnastischen Anwendungen kamen alsbald auch zum Ende, weil sich die Stationsleitung schließlich dachte, dass mir eine sich sogleich anschließende Rehabilitierungsmaßnahme in einer Rehaklinik besser für meine weitere gesundheitliche Entwicklung eignen würde, und so saß ich bald voller Hoffnung und großen Erwartungen in einem unge-

mütlichen, äußerst holprigen, aber doch vorschriftsmäßig zertifizierten, panzergleich stoßdämpferfreien Krankentransportwa-
gen und wurde von Braunschweig in das etwa 60 Km entfernte
Bad Harzburg transportiert, in eine für mich im Nachhinein doch
nicht geeignete Klinik für Schlaganfall- und neurologische Patienten, in der mir einige zermürbende Wochen des Aufenthalts
bevorstehen und meine hoffnungsvollen Erwartungen keines-
falls, nicht mal sogar in Ansätzen, Erfüllung finden sollten. Diese Rehaklinik entpuppte sich als ein monumentales Gebäude,
dass zwar sehr idyllisch am Rande eines Kurparks im Harz
gelegen war, aber aufgrund seiner Größe in dem Innenbereich
dementsprechende endlose Gänge für Rollstuhlfahrer zu den
Therapieräumen vorzuweisen hatte, und wenn man da so wie
ich auf einen Rollstuhl angewiesen war, den man nur einseitig
mit nur einem Arm bedienen konnte, kann sich jeder in etwa
vorstellen, wie anstrengend das Lenken oder Berollen eines
solchen Gefährts nur mit einem Arm sein kann, und so war
jedes Erreichen eines Therapieraumes zum pünktlichen Termin
zu Beginn einer Therapie immer wieder eine festliche Genugtu-
ung, es rechtzeitig und überhaupt durch die teilweise autobahnähnlichen langen Gänge mit letzten Kräften und mobilisier-
tem Überlebenswillen geschafft zu haben.
Als Schlaganfallpatient wird man wohl zuerst grundsätzlich
immer auf ein sogenanntes Motomed-Fahrradergometer gesetzt und dann darf man darauf in die motomedischen Pedale
treten und seine 15 oder 30 Minuten abreißen, und wären da
nicht meine Novizen der Außenwelt wie Paul, der in der Nichtwelt auf den Namen Pau-Lu gehört hatte und der Jungmeister
Sel-yang, der hier in der Außenwelt auf den klangvollen Namen
Selyan getauft war sowie sein älterer Zwillingsbruder und damit
mein erstgeborener Zwillingssohn Noran, der als Nichtweltlicher
Nor-ang, der Tänzer bekannt war, nicht mal ab und an bei mir
zu einem Krankenbesuch anwesend gewesen, um mich mit
peitschenden Rocky Filmmusikklängen aus ihren leistungsstar-
ken Handys mit ebenso lautstarken wie auch nicht immer ganz
jugendfreien Sprüchen beim Radfahren anzutreiben, so glaube
ich nicht, dass ich diese Motomed -Trainingseinheiten dermaßen erfolgreich absolviert hätte; ein großer Vorzug dieser Klinik

war, dass ich ein Krankenzimmer nur für mich allein hatte und somit frei für mich schalten und walten konnte, wie es mir beliebte, aber dies war dann auch alles an vorzüglichem Luxus, und so lernte ich in dieser Reha, mich selbst lange Zeit allein zu beschäftigen- wozu die zwingenderweise notwendigen langen, kräftezehrenden Unternehmungen mit dem Rollstuhl gehörten und die äußerst kuriosen, teilweise sehr unterhaltsamen Gespräche mit einigen anderen neurologischen Patienten, von denen sich der eine als Martin, als ehemaliger Geheimdienstoberster des vergangenen DDR Regimes vorstellte, und er jedes Mal, wenn ich ihm begegnete, vor dem Fahrstuhl umherirrend auf der verzweifelten Suche nach seinem Zimmer war und mir ganz im Vertrauen „Ich bin vom Geheimdienst der DDR.." zuflüsterte, „aber nicht weitersagen..", um aber im nächsten Moment während einer wachen Phase festzustellen: „Aber du scheinst es ja auch irgendwie besonders drauf zu haben? Du bist auch nicht ein normaler...? Ich rieche so etwas..."
„Stimmt", pflegte ich daraufhin zu antworten. „Ich war mal Nahkämpfer im Außendienst." Da war der Martin dann doch voll in seinem Element „Ja," kenne ich, „ich habe auch mal Kampfschwimmer gemacht..war eine harte Zeit, aber psst, geheim – weißt du übrigens wo mein Zimmer sein könnte?" Daraufhin verfrachtete ich ihn gerne in den Fahrstuhl und ließ den Ex-DDR-Geheimdienst-Martin irgendwohin in den zumeist menschenleeren ersten Stock fahren, wo es außer einer großen Auslauffläche und einem endlosen langen Gang sonst nichts gab, und ich mir sicher war, ihn als sobald nicht mehr wieder zu sehen und genoss mit diesem beruhigenden geheimen Wissen das Grün der Parkanlagen und beobachtete ausgiebig die Besucherströme der Wochenendkurzurlauber, die das Kurparkgelände bevölkerten, um mich dann jedoch in mein Zimmer zurückziehen zu wollen, um in einigen älteren Zeitschriften die Rätselseiten zu bearbeiten und um über meine fatale neue Situation in dieser Außenwelt zu grübeln.
Zudem kam auch der Termin für den Zypernkurs immer näher, und es war nun offensichtlich, dass ich an diesem Kurs auf dieser energetisch ursprünglich sehr kraftvollen Insel nicht aktiv würde teilnehmen können. Ich erwartete die ehrenwerte Jutta,

um mit ihr die restlichen Feinheiten der Planung des Kurses abzuschließen.

Der Anblick der Ehrenwerten erfreute mich jedes Mal mit ihrem Erscheinen. Irgendwo in einem Winkel meines Herzens im Verbund mit meiner Seele, keimte da wohl so etwas wie eine vergangene, ehemals gelebte Liebe für sie auf, und schnell kamen wir auch zur Sache, was den Zypernkurs betraf. Sie hatte einige Fragen zur Ausführung des Morgengrußes, den sie in diesem bevorstehenden Kurs ja zum ersten Mal ganz ohne mich leiten musste; Als sie mir jedoch die fraglichen Bewegungssequenzen demonstrierte, musste ich feststellen, dass die Ehrenwerte der Außenwelt sich vor der Ehrenwerten der Nichtweltlichen nicht zu verstecken brauchte – Jutta von der Außenwelt hatte sich zur souveränen Nichtweltlichen Ehrenwerten Ju-ta ha entwickelt, und mir begannen die Augen im seelischen Glanz zu perlen, ob dieser großartigen, ihr gemäßen Perfektion. In der ausdrucksstarken Ausführung der Bewegungssequenzen wurde Jutta mit dieser Demonstration des Morgengrußes von der ehemaligen Meisterschülerin zu einer eigenen empfindenden, darstellenden Meisterin des elementaren Tai Chi, und ich liebte sie diesbezüglich für diese ihre hervorragende herzliche Kunstfertigkeit und konnte sie mit dieser Reife ihres Tai Chi – Könnens beruhigt nach Zypern entlassen, wusste ich doch, dass sie eine hervorragende meisterliche Vertretung ganz in meinem Sinne abgeben würde. - So vergingen auch hier die Tage dann doch relativ rasch, was ich natürlich dem Umstand zu verdanken hatte, dass meine Seelenfreundin Jutta mich ausgiebig oft besuchte und mich von meinen Grübeleien ablenkend entertainern konnte, wofür ich ihr sehr dankbar war, und so wurde ich nach etwa 6 Wochen sinnloser Reha Tortur mit keinerlei positiven Prognosen nach Hause entlassen – und auch die Rückfahrt fand in einem dieser zertifizierten Stoßdämpferfreien Panzerfahrzeuge statt, in dem man jede kleinste Unebenheit der Straße zu spüren bekam,- was war ich dann erlöst, als ich die ersten heimatlichen Gefilde nach Braunschweig erblickte und im Wissen war, in absehbarer Zeit in meiner zweiten Heimat gewordenen Stadt Gifhorn ankommen zu können. Sogar die Luft in Gifhorn war gefühlt klarer und sauberer, und ich hatte das Gefühl, besser atmen zu können – dementsprechend befreit fühlte ich mich selbst dann noch, als ich die zunächst abschreckenden Stufen des Mietshauses meiner Eltern erklettern musste und somit unwissentlich wieder zum erstgeborenen Kind wurde, den sie nun mit aller Macht und der ihnen gottgegebenen Fürsorge zu umsorgen hatten – wenn man den Umstand, mich als Schütze geborener mit dem Drang nach Freiheit und selbstbestimmten Leben suchenden Menschen, mal etwas beiseite nahm, so war es doch klar, dass ich mich damit in äußerst fürsorgliche Hände begab, aber natürlich auf Kosten meiner jeglichen Freiheit und Selbstbestimmung. Zusätzlich war ich durch meine Halbseitenlähmung auf jede Hilfe angewiesen, da ich ja nichts allein tätigen konnte und von morgens bis über die Mittagszeit und bis zum Abend musste mir meine Mutter helfend zur Hand gehen, was sie als noch relativ junge Löwenmutter, wie ich sie nannte sehr gern tat, zumal wir uns in diesen Augenblicken der Körperpflege sehr nahe waren und intensivste persönliche Gespräche hatten, die uns näher verbanden als wir ohnehin schon waren. Aber ich merkte schon recht bald, dass das Leben in dieser Mietswohnung mit meinen Eltern im Grunde kein mir gemäßes freies erwachsenes Leben für mich darstellen konnte, zumal ich aus meiner Zeit des selbständigen Lebens in einer eigenen Wohnung ein anderes Leben gewohnt war und mich partout auf dieses doch kulturell sehr viel andere Leben meiner Eltern nicht mehr einstellen wollte und auch nicht mehr konnte. So gab es dann alsbald mit der Aussicht auf eine zweite Reha einen gewissen Lichtblick am Horizont, wenigstens für eine gewisse Zeit aus diesem Würgegriff der elterlichen Fürsorge weit, weit an den Bodensee entkommend, wegzukommen. Ein medizinischer Gutachter des Klinikums Gifhorn empfahl mir die für mich altersgemäßen Neurologischen Schmieder-Kliniken am Bodensee, und so wurde alles Notwendige in die Wege geleitet, und ich erwartete mit großer Sehnsucht die vorbereitenden Unterlagen, um alsbald mit den nötigen Planungen beginnen zu können.

Dann ging alles doch erstaunlich schnell;

An einem Dienstagmorgen in aller Herrgottsfrühe holte mich gegen 4.30 Uhr ein Taxi von dem einen großen Gifhorner Taxiunternehmen zur Langstreckenfahrt nach Gailingen am Rhein ab. Die Fahrt mit dem Taxi und Jürgen dem Fahrer sollte zunächst das Beste an diesem Tag sein. Wir gelangten erstaunlich gut durch das Gewirr der Autobahnen, und trotz einer gemütlich ausgedehnten Picknick-Pause in einer Sindelfinger Waldraststätte kamen wir noch vor der Mittagszeit in Gailingen am Rhein an, und sogleich traf mich der erste Schock, als wir durch eine sattgrünerblühte, bergige Landschaft des Gailingen am Rhein einfuhren und an die Schmieder Kliniken ankamen, die höchst abenteuerlich zwischen gefühlten sieben großen, für Rollstuhlfahrer unbezwingbaren Hügeln hochgebaut worden waren.

Der rustikale Charme der Anlagen erinnerte mit ihren alten Gebäuden an die Inhalte vergessener Heimatfilmrollen mit angesetzten Schimmelflecken, ältere Bauwerke und sich ebenso in den späteren Arbeitsabläufen wiederfindende, verstaubte und sich selbst überholte Verwaltung und die vorherrschende Stimmung des „es gab hier schon mal bessere Zeiten". Obwohl die Mitarbeitenden Pflegekräfte, die Schwestern und Pfleger sehr bemüht waren, schienen mir die Arbeitsabläufe nicht ganz optimiert und teilweise etwas konfus, und man war wohl froh, dass wenigstens etwas, wie Beispielsweise der morgendliche Tablettenausschank nach dem Frühstück, reibungslos von statten ging – aber auch in diesem Rehazentrum schien sich die selbe Architekturgeneration wie seinerzeit in Bad Harzburg verwirklicht zu haben, gab es doch auch hier wiederum die endlosen autobahnähnlichen Gänge, und mit gewissem Neid konnte ich später, in einer vor aufkommender Erschöpfung gezwungenermaßen an einem stillen Winkel dieser odysseeartigen Gänge eine Zwangspause zum Verschnaufen einlegend, den an mir vorbeisurrenden Elektroflitzern so mancher privilegierter Insassen hinterher blicken, wie sie an mir wie ein Michael Schumacher im Rollstuhl teilweise mit überhöhter Geschwindigkeit schräg durch die engen Kurven brausten und sichtlich großes Vergnügen an ihren Fahrzeugen hatten, während sich unsereiner hustend und prustend mit hochrotem Kopf durch die endlosen Wege zu den Therapieräumen quälen musste. Somit wurde jeglicher vorhandene motivierte Optimismus von vornherein im Ansatz im Keim erstickt und verpuffte, um einer plötzlich einsetzenden, bleiernen, antriebslosen Müdigkeit Platz schaffend, unwiederbringlich in der grauen Ewigkeit der unendlichen Gängearchitektur aufzulösen.

Was allerdings meinem nun demotivierten sehnsüchtigen Gemüt Beruhigung zu bringen imstande war, war allein der Gedanke an die außenweltliche Jutta, die sich für einen Besuch am 17. Mai angekündigt hatte und mir mit dieser Aussicht die Tage relativ gut ertragend dahinschwinden ließ.

Ich wusste, wenn Jutta an meiner Seite wirkte, war ich entschädigt hier auf der Welt, und fühlte ich mich aufgehoben wie in einem Stückchen Paradies. Jutta war schon ein Engelchen für mich, und wenn es uns vergönnt war, dicht beieinander sitzend, die gegenseitige Nähe spürend durch das Fenster des Tages blicken zu können, konnten wir aus dieser sich entwickelnden ursprünglichen Stille ganz im Sinne des Großmeisters und der Großmeisterin aus dem Tale der Nichtweltlichen, den eigentlichen vorherrschenden, himmlisch-liebevollen, aus der kraftvollen zweisamen Ruhe entstehenden Frieden erspüren.

Die Gesangsgilde am Abend

So kam ich in die Station T1 im Hause Tirol, die sich auch durch die fast körperlich brutalen endlosen Gänge auszeichnete, an denen jeweils rechts und links farblose Zimmertüren abzweigten und nicht unbedingt zum Eintreten einluden. Am Ende des langen, graugehaltenen Ganges beherbergte sich die Stationszentrale mit den netten und bemühten Schwestern und Krankenpflegebrüdern, die in dieser Zentrale gerne Präsenz demonstrierend, auffällig geschäftig hin und her hantierten – natürlich immer wieder mit einem wachsamen Blick auf die Sitze und Tische in dem provisorisch eingerichtetem Aufenthaltsraum, in dem sich die meisten der Patienten vor dem einzigen, aber riesigen Flachbildfernseher, der manchmal abends nur wegen der Nachrichten eingeschaltet wurde, aufhielten.-

An diesem einen Abend lief mal der Fernsehapparat nicht, dafür war der lange Gemeinschaftstisch vor dem Fernseher mit einer überschaubaren kleinen Schar von Damen verschiedenen Alters, die sich mit sanften Stimmen an bekannten Evergreens versuchten, besetzt, was sich ja zuweilen am Anfang recht vielversprechend anhörte, dann aber mit zunehmender Textunsicherheit seine Sangeskraft bedauerlicherweise verlierend, gänzlich in Tonlosigkeit zu verlieren begann. Ich war von der Idee dieser Gruppe, zu singen sogleich angetan, obwohl mir bewusst war, dass ich mit meiner verlorenen Intonationskraft keine Melodie mehr halten konnte, suchte ich doch nach einer Gelegenheit mich in diese Sangesgilde mit einbringen zu können

Und dann, als die nächsten Textunsicherheiten das neuangefangene Lied zunichte zu machen drohten, warf ich mich in die Gruppe mit ein und schlug vor, den Text doch mal ganz außen vor zu lassen und stattdessen nur noch zu Tönen. Schnell hatte ich damit das Interesse der bereits durch die Textunsicherheiten ermüdeten Gildendamen auf meiner Seite, und so begannen wir die ersten neuen A-E-I-O-U-Tönungsübungen, und es dauerte nicht lange, bis aus der Stationszentrale die ersten Schwestern und Pfleger verwundert angetan mit neugierigen Ohren aufgrund dieser neuartigen ungewohnten Töne, ihre Köpfe heraus lugen ließen und ihrer Verwunderung über die neuen andersgearteten Töne sogar bewundernden Ausdruck gaben. Um mir die Namen dieser Sangesdamen anzueignen, spielten wir dann noch das „Ich bin ... Spiel", bei dem ein jeder Spieler zu seinem Namen mit seinem Körper eine Figur formen musste. So outeten sich nach und nach die Damen durch ihre Bewegungsgesten als Marie-Anne, Brigitte, Daniela, Constanze, Christine und Eddy und beiläufig wurde darauf hingewiesen, dass doch heute ab 19 Uhr im Nachbarhaus Baden ein Tanz in den Mai mit einem zünftigen Sangesduo stattfinden würde und ob wir als geschlossene Gesellschaft nicht dabei sein sollten – was dann sofort beschlossen war und für die nötige weitere Organisation hierfür an die diensthabenden Schwestern und Pfleger in der angrenzenden Zentrale abkommandierend, übertragen wurde, was sich im Nachhinein jedoch als ziemlich abenteuerlich gestalten sollte, aber für mich eine durchaus willkommene Abwechslung war und ich eher den Weg hin und zurück als beeindruckend unvergesslich empfand.

Die diensthabenden Schwestern waren grundsätzlich ob dieser Abwechslung unserem Verlangen nach etwas kulturellem sehr angetan, aber, wie in jeder Station, gab es auch in unserer Station einen vorherrschenden Mangel an Hilfskräften und so musste schon im Vorfeld großartig organisiert werden, wer wen mit welchem Rollstuhl wann und wie wohin durch die unwegsamen Hügel transferieren sollte.

Dennoch wurde es ein unerwartet lustiger Abend, den ich zufällig neben der jüngsten Dame aus der Riege, mit der leicht rötlich haargelockten Constanze, verbrachte und ab und an meine Augenblicke mit ihren kreuzte und Gefallen an ihrem sonniglichen breiten Lachen und den dazugehörigen schmunzelnden Augen fand und meinem Charme hemmungslos Raum zum Funken sprühenden Ausdruck gab und sehr bald eine vertraute Nähe zu ihr aufbauen konnte.

Ein paar Tage später, als wir uns schon deutlich nähergekommen waren, und ich ihren verspannten, müden Nacken massieren durfte, teilte sie mir ihren ersten Eindruck von mir mit: „Ich merkte, dieser Mensch, der derart in sich ruht und große Sicherheit ausstrahlt, wird mir gut tun." Weiterhin erzählte sie mir von Ihrer MS Erkrankung, weswegen sie mal in das indische Kerala geflogen wäre, um sich einer Ayurvedakur zu unterziehen und sich dort in einen an einer schlimmen Form von Muskelatrophie erkrankten jungen Holländer verliebt hätte, aber trotz der augenblicklichen Verliebtheit ihres Herzens könne sie sich vorstellen, dass sie noch Platz für eine weitere Liebe hätte, nur, dass sie im Umgang darin nicht so geübt wäre. Ich versuchte, sie in dieser ihrer Ansicht mit Worten von Peter Lauster – dem Autor von dem außergewöhnlichen Buch „Die Liebe" – zu bestätigen, und so war es dann, dass wir mal schauen wollten was sich da weiterhin entwickeln könnte.

Ein perfekter Tag im Empfinden und Sein

Die nachfolgenden Tage zeigten mir jedoch auf, dass Constanze mich mit ihrer unverbindlichen Art zu ermüden begann, da sie sich geschickt passiv aktiv, bewusst oder unbewusst, meiner Nähe entzog und mir keinen Raum zum agieren gab und mich gefühlt zunächst regelrecht links liegen ließ und mir damit aber die Zeit und die Gelegenheit gab, mich um meine Tagebucheinträge über die Erlebnisse während dieser Rehazeit in dieser Klinik zu kümmern, und so ebbte diese anfängliche Romanze, wenn man das mal so nennen möchte, von meiner Seite her doch bald ab. Constanze hatte wohl gute Ansätze, aber zwischenzeitig kam sie mir schon irgendwo wie ein kleines, unreifes verspieltes Mädchen vor, und ich entschied vorerst für mich, dass es wohl für mehr – was auch immer – einfach nicht reichen würde und ich mich zunächst abwenden müsste, um gegen eine eventuelle tiefere Enttäuschung gewappnet zu sein.

So vergingen mit dieser Entscheidung die Tage zwar auch, dennoch war dabei ein seltsamer, bitterer Beigeschmack - aber dann kam der besondere Tag meiner für mich königlichen Meisterin des Tai Qi Gong;

Als sie den Vorraum der Eingangshalle, in der ich sie sehnlichst erwartete, betrat, erhellten sich nicht nur scheinbar der Raum und meine Freude. Die mir mich mit einem einladenden Lachen entgegenkommend begrüßende, quirlige Jutta befreite mich aus meiner leicht betrüblichen Melancholie, in die ich kurzzeitig gefallen war, und ihr glockenhelles Lachen erweckte meine Seele aus dieser unglücklichen Dämmerung der Sehnsucht, und unsere Wiedersehensumarmung war sicherlich filmreif gewesen.

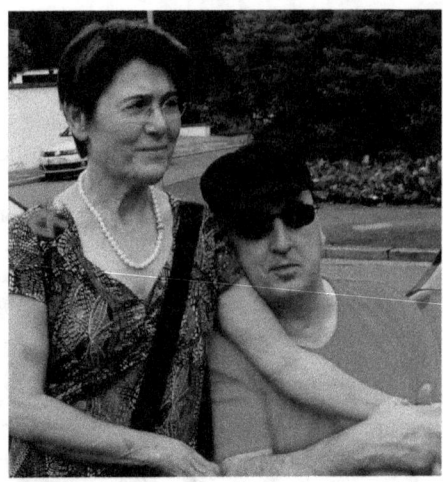

Die folgenden Stunden gestalteten sich so, wie sie es Jutta und mir gemäß sein mussten, und in jedem Augenblick war ich von großer Dankbarkeit erfüllt, solch eine Lieblingsfreundin um mich herum zu haben.

Der Sonntag war zunächst verregnet, und wir kreuzten mit einem phantastischen Mietwagen uns gemäß durch das uns unbekannte Gailinger Land und entdeckten die kleine Insel Reichenau, auf der wir auf der Yachtstraße ein weites, freies, grünes Wiesenlandstück fanden und uns wie gewohnt intuitiv entschlossen, dort mal zu pausieren, bis der Regen nachließe.

Es war für unsere nunmehr etwas müden Geister und Körper doch eine sehr willkommene und beruhigende Situation; Der Regen prasselte leicht symphonisch auf das Autodach und trug uns durch sein gleichmäßiges Tröpfeln relativ schnell in eine friedlich-würdevoll mittägliche Schlafruhe.

Als ich dann nach einer unbestimmten Zeit erwachte, fühlte ich mich immens ausgeruht und gestärkt und genoss in friedlicher Zuneigung die noch ruhende Anwesenheit Juttas in meiner Nähe.

Anschließend nach ihrem Erwachen, und da zwischenzeitig der Regen dem Schein der Sonne Platz eingeräumt hatte, wurde es doch noch ein wunderschöner Tag, und wir setzten unsere

Erkundung dieser kleinen Insel fort. Etwas später entdeckten wir ein kleines gemütliches, aus alten Holzplatten und mit Segeltuch bespanntes, provisorisches Fischrestaurant, in den wir uns dann wiederum auch spontan hinein locken ließen und es wahrlich nicht bereuten, zumal die zubereiteten Zanderfilets in Brötchen und auf Salattellern schon unerwartete Gourmetqualität besaßen und uns somit unerwarteter weise zu einem uns gemäßen perfekten Ausklang des Tages verhalfen, in dem wir uns, nach unserem Slogan haltend, im Empfinden und sein waren und im Sein wirkten.

„Wusstest du, warum Liebe durch den Magen geht?" fragte ich die außenweltliche Jutta in ihre durch das Tageslicht angeleuchteten und daher besonders glimmenden Bernsteinaugen blickend. Derweil sie ihren Kopf verneinend schüttelte, forderte sie mich auf: „Nein, aber du erzählst es mir gleich?", während ich daraufhin in mein schmackhaftes Zanderfiletbrötchen biss, antwortete ich schulmeisterlich: „Also, die Liebe geht deshalb durch den Magen, weil wir Menschen nach unserer Geburt dann irgendwann die Liebe unserer Mutter in Form von Muttermilch bekommen und somit geht diese ursprüngliche Liebe durch den Magen - ... also, es wäre ja wohl irgendwie fatal, wenn die geliebte Freundin, der Partner oder die Partnerin, diesen Spruch missverstehend, sich als Mutter in der Beziehung sehen würde, das wäre wohl keine echte Partnerschaft. Die Sinnklärung und die Deutung dieses Spruches bedarf keiner weiteren Diskussion, oder? Diese Form der Liebe ist hauptsächlich der leiblichen Mutter vorbehalten, weiterhin kann ich mir gut vorstellen, dass dieser Spruch ursprünglich „Mutterliebe geht durch den Magen" geheißen hat und durch die Wirren der Jahrhunderte und den „Stille Post"-Effekt nur noch zu „Liebe geht durch den Magen" verkümmerte, was sicherlich den unverbesserlichen Romantikern unter uns gelegen kam und noch zusätzlich forciert wurde, damit sich diese Form des Spruches durchsetzt..."

„Woher du das alles weißt?", wunderte sich meine Ehrenwerte und ich konnte ihr daraufhin auch erklären, dass ich seinerzeit als junger Türke mit griechischer Abstammung den tieferen Sinn mancher Worte erkannt haben wollte und mich von daher viel mit der Abstammung von Worten und Sätzen befasst hatte, um unter den Deutschen und ihren Sprichwörtern nicht unwissend und auffällig zu sein, mir dadurch als Nebeneffekt ein perfektes Hochdeutsch mit gewaltigem, besonderen, unnützen Hintergrundwissen angeeignet hatte.

„Ich habe noch so ein Buch mit dem Titel „Das Buch des nutzlosen Wissens" – also, es ist schon enorm, was man alles nicht zu wissen braucht."

Alles was man wissen muss-
Gongschlag des Wissens

1.Die Basis des Qi Gong

Die Kunst des Qi Gong wird als eine Innere Kunst angesehen, die, auf einem ganzheitlichen Konzept für körperliche und geistige Gesundheit basierend, ebenso auch die charakterlich spirituelle Kultivierung umfasst und zu einer kontrollierten ganzheitlichen Lebensführung anregt.

Neben den zur Energiearbeit gehörenden Körperübungen und den spirituellen Atemübungen zur willentlichen Leitung und Anregung des Qi-Flusses gibt es zusätzlich die geistig konzentrativen Übungen in der Stille zum kontrollierten Führen des Qi durch die energetischen Kanäle, um einen Ausgleich von Yin und Yang durch das Nähren mit universellem Qi zu erreichen.

1.   Gongschlag des Wissens zusammengefasst
-Ganzheitliches Konzept
-Körperlich und geistig
-Charakterlich künstlerisch spirituell bildend
-Energetische Übungen in der Stille
-das Aktivieren aller Meridiane ist das Ergebnis der
 Entwicklung des Fühlens
-Innere Stille Energiearbeit führt in die äußere
 Bewegung

2.   Die Basis des Elementaren Tai Chi(ETC)

1. Das Elementare Tai Chi ist eine eher äußere Bewegungskunst, die sich mit dem sinnlichen Empfinden und Sein ausgeführt in aller Stille in eine Innere kosmische Kunst wandeln
kann:
Empfinde und Sei; Das sinnliche Fühlen steht zuvorderst in
unmittelbarer Verbindung mit dem Qi;
Die Kultivierung von Körper Geist und Seele beginnt mit dem
sinnlich wahrgenommenen Fühlen und vereinigt sich in allem zu
einem eins werdenden Ganzen.
In der Lehre des Elementaren Tai Chi gibt es keine Kultivierung
von Körper Geist und Seele ohne das sinnlich fühlende Empfinden und Sein

2.   Gongschlag des Wissens zusammengefasst

- Elementares Tai Chi, eine äußere durch konzentrier-
tes Üben in die Innere Kultivierung führende Bewegungskunst
- im Empfinden und Sein ausgeführt erbringt es die Innere spirituelle Stille Energiearbeit
- wandelt sich mit dem Aktivieren des Empfinden und
Sein ins kosmische.
- Durch die äußere Ausführung zunächst verwandt-
schaftlich besonders verbunden mit der martialischen
Kampfkunst und der Selbstverteidigung
- Von außen nach innen durchführbar.
- Geeignet als Yang- Ergänzung zum eher Yin- inneren
Stillen Qi Gong

3.   Die grundsätzlichen Armbewegungen des
Elementaren Tai Chi

Die Bewegungen des Elementaren Tai Chi bauen sich aus kleinen und großen Kreisbewegungen auf, die ineinander übergehen und für den Betrachter von außen gesehen den Eindruck

vermitteln, dass hier ein äußerst sensibler und vergeistigter Dirigent in Achtsamkeit und großer Zartheit, um die Luft nicht zu verwirbeln, sachte und liebevoll große und kleine Kreise in die Luft zeichnet.

Universelle kreisförmige Bewegungsübungen zur Festigung und Verinnerlichung des Empfindens und Seins des ETC

Die Schrittfolgen des Elementaren Tai Chi

Die Schrittfolgen des Elementaren Tai Chi bestehen einerseits aus dem überaus grundlegenden Bogenschritt;

Weiterhin kann auch der sogenannte V-Schritt zum Einsatz kommen und auch der rückwärtige Bogenschritt, der eher aus einer Verlagerungsübung heraus ausgeführt werden kann. Ebenso bildet auch der seitwärtige Schritt eine Komponente für die Ausdrucksweise des Elementaren Tai Chi

Zusammengefasst:

-besteht aus großen und kleinen, Kreisförmigen Bewegungen, die sich verbindend ineinander übergehen

-das Fundament bilden vorgegebene Schrittfolgen im Verbund mit den Armbewegungen als Ausdruck der führenden Gedankenkraft aus dem tiefen Zustand des Empfinden und Sein heraus

-Der tiefe Zustand des Empfinden und Sein ist Voraussetzung für den freien Fluss des Qi in der Ausführung des ETC, damit es oberflächlich nicht nur aussieht wie ETC, sondern von dem meditativen Zustand des Empfinden und Sein durchwirkt und geführt wird und dadurch die seelische, das Elementare Tai Chi auszeichnende, Tiefe und die positive energetische Wirkung erreicht.

- Bogenschritt
- V-Schritt
- Verlagerungsübungen

bilden aus dem Steißbeinpunkt heraus das Zentrum, aus der jegliche Bewegung hervorgeht oder ihren Anfang findet

3.1 Die universellen kreisförmigen Bewegungen

Die universellen kreisförmigen Bewegungen bilden einen grundlegenden Fundus für die grundsätzlichen Armbewegungen und den besonderen Bewegungsausdruck des ETC.
Hierbei bestehen die universellen kreisförmigen Bewegungen wiederum aus kleinen und großen Kreisen, die verschachtelt miteinander verbunden werden und sich zu einer liebreizenden Spirale von ineinander verketteten Kreisen verbinden und trotz ihrer äußerst meditativ langsamen Ausführung kaum oder nur für ein geübtes Auge einen Anfang für eine aus einer neuen Verbindung mit einem kleinen Zirkel entstandene Kreisverbindung erkennen lassen.

Zu den Inhalten der universellen Bewegungen zählen
-die Galaxienbildungsübungen
-die Angel auswerfen
-frontale Energieabgabe mit der Innenhand sowie der Rückhand
-Wolken verschieben
-Tempeltänzerinnen Handgeste
-der ETC-Tanz Solo oder mit einem Partner

Das Formenrahmenprogramm des Elementaren Tai Chi
- Morgengruß
- Mönch am Gong
- Der Schwan
- Der Fischer
- Der Bogenschütze
- Der Vogel
- Affe und Tiger
- Adler und Schlange
- Tanz der Schwerter
- Abendgruß

Einfacher Bogenschritt

Der Bogenschritt wie auch die anderen grundlegenden Inhalte des Elementaren Tai Chi können zwar eindeutig fachlich beschrieben werden, bedürfen aber aufgrund ihrer, dem Empfinden und Sein zugrundeliegenden, Tiefe den angelehnten Erfahrungswert des Sehens, des Nachmachens, des Könnens und des Verstehens.

Hierfür bieten sich durch die 2x im Jahr an ausgesuchten energetischen Kraftplätzen angebotenen Tai Qi Gong-Kurse von der ehrenwerten Jutta Steinbock und dem Ehrwürdigen Meister Og-Lu gute Gelegenheiten, um diese Inhalte intensiv kennenzulernen und um gemeinsam die tief berührende Lehre des Elementaren Tai Chi zu erleben und zu vergegenwärtigen.

Zusätzlich sind in dieser Empfinde und Sei - Reihe weitere zwei Bände zur tieferen sinnlichen Vermittlung des Elementaren Tai Qi Gong und des Og-lu Kung Fu als Band II und III für den weiterhin Interessierten Leser geplant.

Die Autoren stehen für eventuell aufgekommene Fragen unter www.kurse-stillesqigong.de sehr gern zur Verfügung.

Gongschlag der Erfahrung
-1-

Die Formen sind vielfältig.
Daher könnte man sich leicht in dieser Vielfalt verfangen.
Äußere Vielfältigkeit bleibt oberflächlich. Die philosophischen Prinzipien bleiben außen vor.
Um zu seinem Wesenskern durchzudringen, reicht auch eine Form.

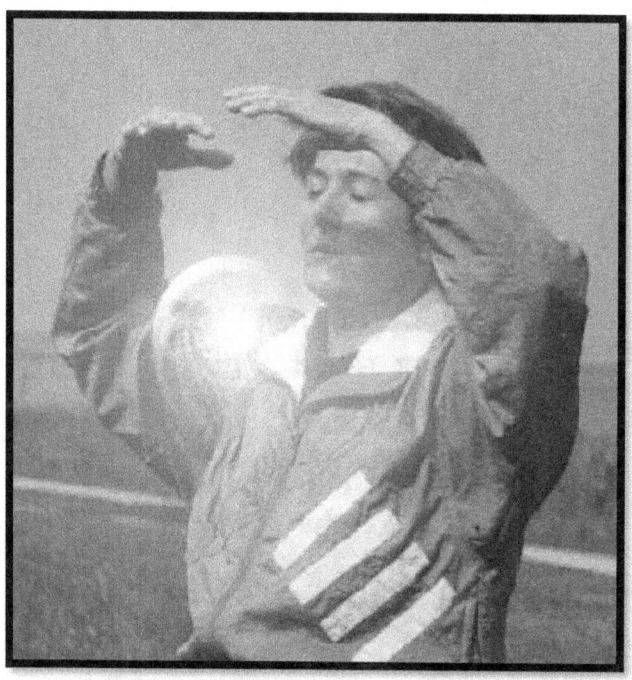

Gongschlag der Erfahrung
-2-

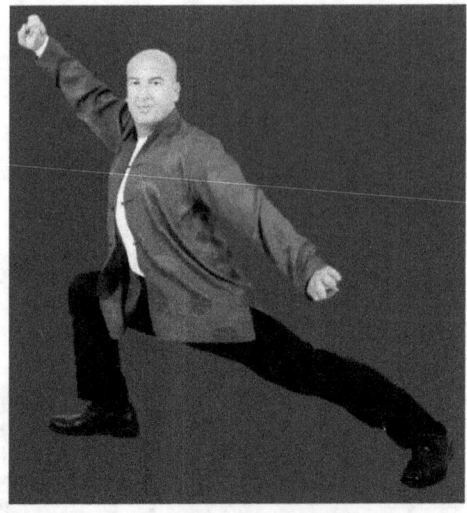

Gebt den Formen Leben,
damit das Leben sie euch nicht nimmt.

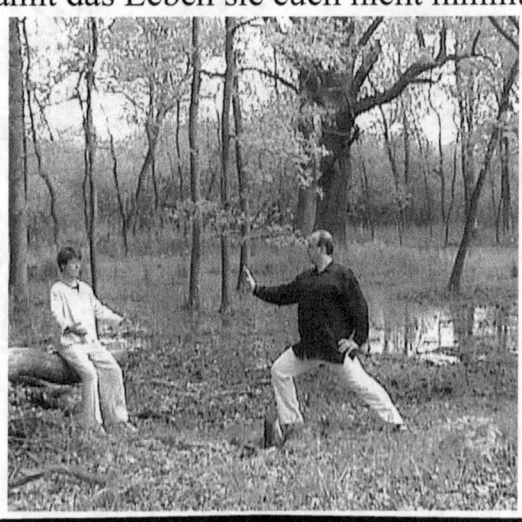

Ruhe entsteht nicht aus der Stille;
Sie erwirkt sich durch innere Wandlung

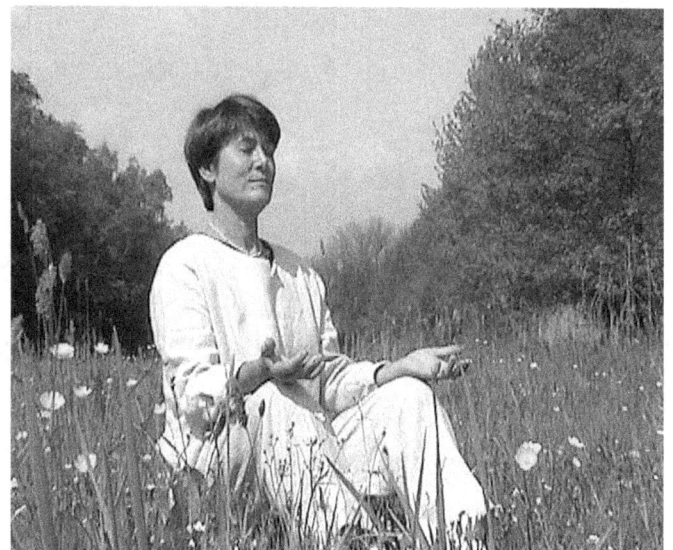

Körper, Geist und Seele haben in dieser Welt eine
Verabredung

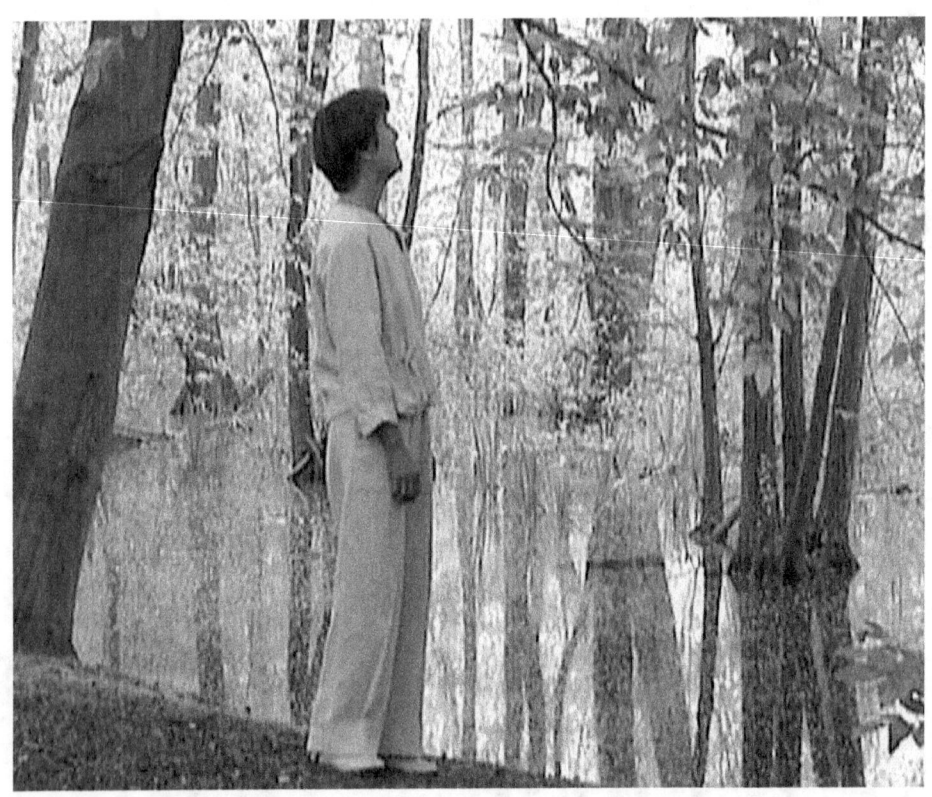

Die Seele verspätet sich meistens

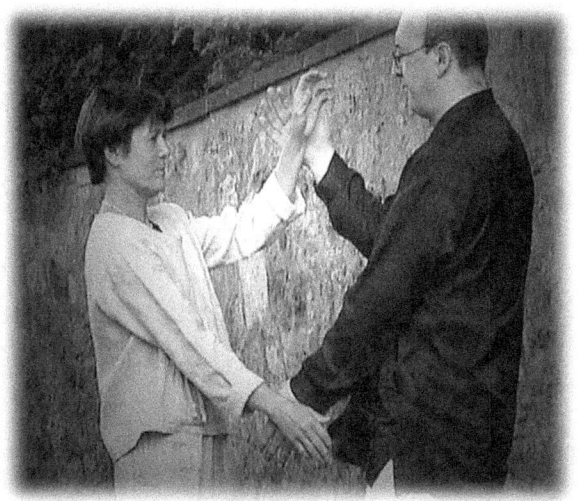

Körper und Geist sollten ihr aber nicht
nachtragend sein;
Denn nur mit ihr gemeinsam herrscht Harmonie.

Die weltliche Seele vereint den irdischen Körper
mit dem ewiglichen Geist.
In dieser Vereinigung werden die Handlungen
liebevoll und erfüllend.
Liebe und Handeln bewegt die Welt.

Empfinde und Sei
Oktober 2014
Jutta Steinbock   Eddy Oglu

Fachbegriffe

Dantian---   Lebensenergiefeld-dabei wird

                     1. unteres Dantian

                     2. mittleres Dantian

                     3. oberes Dantian

Unterschieden. In der Qi GongÜbung des kleinen Kreislaufs wird ab Seite XX auf die Bedeutung und Lage der Lebensenergiefelder hingewiesen.

Tao (Dao)---   der Weg(Pfad) der Harmonie

Shen----   Geist im spirituellen Sinne(universelle Form desQi(Chi)

Wuji---   Ursprung allen Seins Yin und Yang-Symbol

Yin&Yang----   die untrennbaren Gegensätzlichkeiten

Tag	>Nacht
hell	>dunkel
warm	>kalt
weich	>fest
oben	>unten
männlich	>weiblich
Himmel	>Erde
weiß	>schwarz

Tai Chi---   Das höchste
Himmel und Erde
verbindende letzte

Qi Gong---   alte und
Chi Kung---   neuere Schreib-
weise der chinesi-
schen Meditati-
onsform zur Kul-
tivierung von
Körper und Geist-

Yong Chuan---   sprudelnde Quel-
len- befinden sich
in der Mitte des
Fußes unter dem
Fußballen – die-
nen vor allem zum
Ableiten von ver-
brauchtem oder
trüben Qi

Lao Gong---   in der Mitte der
Handflächen zur
Aufnahme von
kosmischem Qi
(Energie)

**Träume entstehen
In wachen Augenblicken**

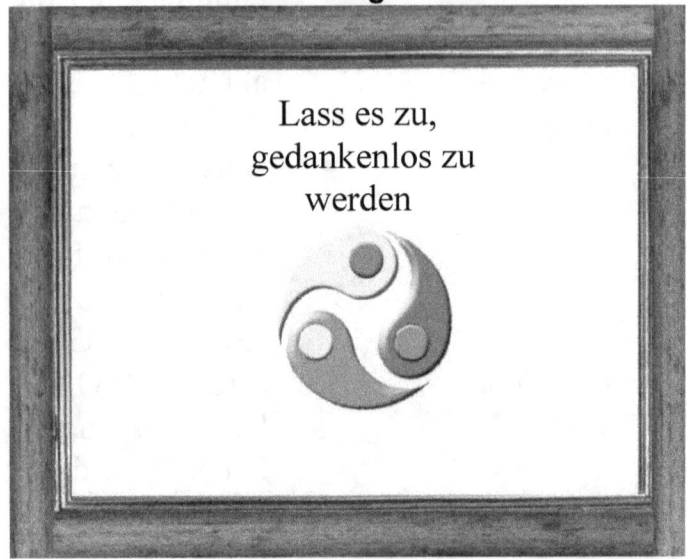

Lass es zu,
gedankenlos zu
werden

**Sehen –nachmachen – können- verstehen
Sehen ermöglicht das Aufnehmen eines
Ist-Zustandes-
Nachmachen führt zu Können-
Können erbringt Verstehen
Verstehen transformiert in die Verinnerlichung
und ganzheitliche geistige Innerweltlichkeit**

Das wahre Können braucht keine Anstrengung

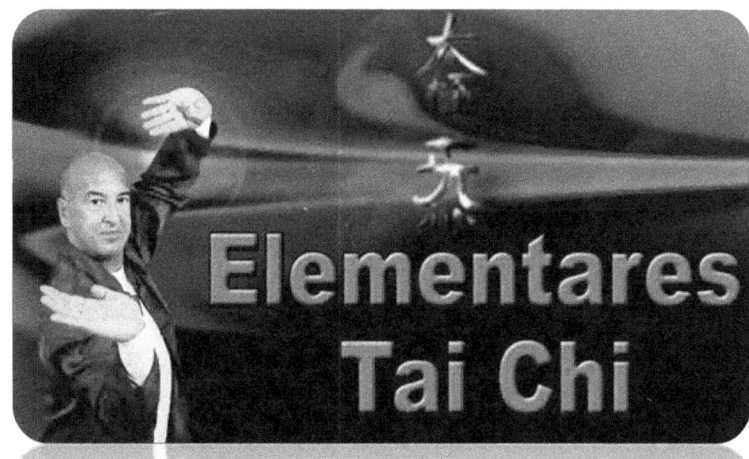

Empfinde und Sei

So lange es den spirituell suchenden Menschen gibt und das gedruckte Wort existiert, wird der von der Ehrenwerten und dem Ehrwürdigen geebnete Weg des Empfindens und Seins die geeignete erste Zufluchtsstätte für den Beginn eines sinnerfüllten spirituellen Lebens sein.

Og-Lu